INDICE

I0409345

DEDICA

Dedico questo libro a tutti coloro che credono in una medicina fatta di persone che si occupano di persone.

MEDICINE ALTERNATIVE PER TUTTI

Interviste esclusive a medici delle diverse discipline

di

Fausta Arrigoni

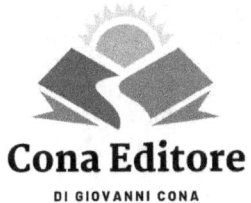

Cona Editore

DI GIOVANNI CONA

PREMESSA

La storia della medicina è lunga quanto la storia dell'uomo.

Dal seguire l'istinto nel massaggiare una zona dolente o tenere stretta una ferita sanguinante, fino alle tecniche più all'avanguardia della chirurgia dei nostri giorni, non c'è stato giorno in cui non ci sia stato qualcuno che avesse un problema di salute – **dal più banale al più importante** – e qualcuno che cercasse la soluzione, fosse per sé o per gli altri.

Nel sito Amrita Yoga & Ayurveda, la pagina dedicata alle origini della medicina ayurvedica si apre con una frase che trovo appropriata ed emblematica: "*Nella storia dell'uomo, la medicina è una lunga saga della lotta contro il male, l'ignoranza, il pregiudizio e la superstizione.*"

Dopo il liceo scientifico ho studiato Scienze Biologiche a indirizzo sanitario e mi sono laureata nel lontano 1990.

La solida formazione scientifica non mi ha mai impedito però, di guardare anche verso altri orizzonti che, per quanto ritenuti meno rigorosi e riproducibili, danno conto, secondo me, della unicità di ogni individuo e del suo essere molto di più di un semplice corpo fisico, che racchiude una serie di organi e apparati.

Ci dicono anche che **ci sono conoscenze che si sono tramandate nel corso dei secoli e dei millenni avendo dimostrato sul campo la loro validità.**

Il mondo delle cosiddette medicine alternative – *etichetta generica che mal descrive diverse discipline antiche e perfettamente strutturate* – è visto generalmente come un'accozzaglia di cose strampalate, appannaggio di figure altrettanto fraintese.

Poche di queste discipline sono conosciute fuori dalla cerchia degli addetti ai lavori e per molte si confonde quelle che sono tecniche specifiche con sistemi di cura completi che descrivono la malattia, permettono di effettuare una diagnosi e forniscono una terapia.

Per ognuna di queste medicine e tecniche ci sono studi, ci sono sostenitori e ci sono detrattori.

Lo scopo di quanto segue è quello di dare una descrizione generale dei diversi sistemi presenti – e di diverse tecniche di cura – semplicemente per quello che sono.

Non è mia intenzione promuovere la validità di una qualunque disciplina rispetto alle altre, né il suggerire l'abbandono di eventuali terapie in corso a favore di altre.

Lo scopo è quello di fare un lavoro puramente informativo, certamente non esaustivo, lasciando da parte le polemiche e cercando di dare un'idea generale della storia e dei concetti di base di quelle analizzate.

C'è un'espressione anglosassone che si usa per parlare di qualcosa di evidente e reale che, però, viene ignorato e minimizzato: *si dice che c'è un elefante nella stanza.*

In questa prima parte, mi preme accennare brevemente proprio all'elefante nella stanza.
Mi spiego.

Per la maggior parte delle persone, l'unica medicina degna di questo nome è quella convenzionale e l'unica farmacopea è quella di sintesi.

Nonostante il fatto che si siano aperte le porte – *ma anche le facoltà di medicina e farmacia* – ad altri metodi di cura e tecniche di terapia, si è posto e si continua a porre più volentieri l'accento sui fallimenti di queste ultime, dimenticando un paio di circostanze:

è frequente il caso di persone che si rivolgono alle cure alternative *dopo* che la medicina tradizionale ha fallito o ha fatto quanto in suo potere senza poter risolvere il problema.

Va da sé che all'ultima spiaggia, nella maggior parte dei casi, si approda quando ormai l'organismo è talmente compromesso da non poter più recuperare la salute ed è pura strumentalizzazione, a questo punto, porre l'accento sull'inutilità dell'ultima cura messa in atto.

Ci sono malattie per le quali, molto semplicemente, nessuna medicina ha ancora trovato una soluzione certa e i malati muoiono comunque, dopo essere stati sottoposti al ciclo terapeutico, qualunque esso sia.

La qualità dell'ultimo tratto di vita del malato potrebbe essere un aspetto da tenere in considerazione, più dell'esito finale che, come ho già detto, talvolta è semplicemente scontato.

Sempre riferendomi all'elefante nella stanza, vorrei accennare anche alla questione delle prove scientifiche.

Assai frequentemente, quando si parla delle medicine non ufficiali, che siano altre, alternative o complementari, nonché dei metodi di cura naturali – **omeopatici** o **antroposofici**, *per citarne alcuni* –

l'intera questione viene respinta affermando semplicemente che non esistono prove scientifiche a sostegno.

Molti aspetti della ricerca scientifica hanno innanzitutto il limite legato al progresso della scienza stessa, alla sua capacità di comprendere tutto lo scibile, nonché ai limiti delle possibilità di avere strumenti in grado di fare misurazioni in campi non ancora definiti anche soltanto in teoria.

Va sottolineato, inoltre, il fatto che **per fare ricerca occorre denaro e che l'impegno economico è importante**.

Il sostenitore di un progetto non è necessariamente amante della scienza in sé, magari è interessato a un certo argomento, a un certo campo e non ad altri.

Certamente le ragioni per la distribuzione delle risorse economiche possono essere di vario tipo, ma non va mai dimenticato che **chi sovvenziona la ricerca, normalmente, ha degli interessi da perseguire**.

Legittimo? *Certamente.*

Non si confonda però la mancanza di studi con l'assenza di prove.

Uno studio non fatto non è una prova che non c'è, è una prova che non è ancora stata cercata, misurata, valutata e dunque, non se ne dovrebbero trarre conclusioni dirette.

Ancora una volta, voglio sottolineare il fatto che non intendo mostrare alcuna medicina o tecnica di cura come migliore o superiore in qualsiasi senso alle altre.

Ritengo che **una persona**, nel momento in cui la malattia porta a galla tutta la sua fragilità, **abbia il diritto di rivolgersi al medico e al sistema di cure che la fa sentire più sicura, seguita, curata, protetta e aiutata**.

Veramente: *credo che potersi rivolgere al sistema che più ci fa sentire tranquilli in quel momento di difficoltà sia l'unica cosa che conta e che sicuramente, la fiducia nel medico e nella medicina porti al miglior risultato possibile.*

Infine, voglio precisare che quanto segue è frutto di una sintesi di quanto è entrato a far parte del mio bagaglio personale attraverso esperienze personali dirette, la lettura di libri, di articoli pubblicati da diverse riviste, enciclopedie e da informazioni di dominio pubblico, reperite, ad esempio, su siti Internet.

Non essendo un lavoro scientifico, né una tesi di laurea, non ci saranno, salvo casi sporadici, citazioni di fonti specifiche.

Come ho già detto, si tratta di fornire a chi non ha dimestichezza con molte di queste discipline, tecniche, scuole, un primo orientamento sulle basi generali dei diversi argomenti con l'intento di **suscitare abbastanza curiosità da stimolare la ricerca e l'approfondimento personali.**

Proprio per la semplicità di esposizione dei principi di base di queste medicine e della storia della loro nascita e sviluppo, *ho chiesto a diversi professionisti* che *quotidianamente applicano queste discipline di presentare ai lettori la loro esperienza, il loro punto di vista, le motivazioni tratte dalla loro pratica quotidiana.*

Ho ideato alcune domande che ritenevo portassero a risposte interessanti – *e al tempo stesso cruciali* – e le ho poste a tutti loro.

Ho conosciuto persone estremamente disponibili, innamorate della loro professione, che vivono con partecipazione il rapporto con i pazienti.

Troverete le interviste relative elle diverse discipline al fondo del capitolo dedicato ad ognuna di esse, semplicemente in ordine cronologico di svolgimento delle stesse.

INTRODUZIONE

Quando parliamo di medicina tendiamo a riferirci semplicemente a quella attuale.

Poco conosciamo dei suoi esordi come disciplina scientifica che si è differenziata e ha sostituito – *gradualmente, in verità e mai completamente* –

un sistema di cura basato su teorie filosofiche, credenze religiose, applicazione di principi e sostanze di origine naturale, principalmente vegetale e tanti esperimenti andati a male secondo tutti i vari approcci elencati, compreso il più recente: **quello scientifico**.

Nel procedere dagli esordi fino alla sua affermazione e ulteriore sviluppo, vedremo il dipanarsi di **diversi filoni tutti connessi tra loro**, che riguardano il suo essere in continuo confronto e conflitto – *più o meno accentuato* –

con la religione; la scoperta e messa a punto di teorie e concetti generali; strumenti e metodi di laboratorio; esperimenti teorici e pratici; grandi dibattiti tra sostenitori di teorie opposte.

Tutto questo ha portato alla **costituzione di quello che è il corpo della medicina moderna e lo vedremo in alcune delle sue tappe fondamentali**.

Prima, però, alcune precisazioni utili a evitare fraintendimenti.

MEDICINA UFFICIALE e
MEDICINA ALTERNATIVA

Una delle distinzioni che normalmente si fa è quella tra la medicina ufficiale – *o convenzionale* – e la medicina alternativa.

Tuttavia, si parla spesso di medicina alternativa, di medicina complementare e di medicina integrativa come se fossero la stessa cosa, ma non è così. Vediamo quindi la differenza.

La medicina alternativa si pone, appunto, **in alternativa**, al posto di, invece della medicina ufficiale o convenzionale, **attraverso l'applicazione di pratiche non tradizionali**.

La medicina complementare, invece, *utilizza tecniche non convenzionali da impiegare in modo, appunto, complementare*, cioè: insieme a quelle della medicina ufficiale.

Infine, **la medicina integrativa** mira a *combinare* medicina tradizionale e medicina complementare e alternativa. È focalizzata sulla salute e sulla relazione terapeutica che si instaura tra professionista e paziente e utilizza tutti gli approcci terapeutici appropriati convenzionali e non convenzionali.

Medicina alternativa e complementare comprendono approcci e terapie che sono stati esclusi dalla tradizione della medicina convenzionale occidentale e spesso si ritiene che tali approcci non si basino sui principi della medicina convenzionale stessa.

Tuttavia, **alcune pratiche della medicina alternativa e complementare sono stati convalidati con criteri scientifici convenzionali.**

Quando ciò non accade, tali pratiche si basano sull'evidenza e sulle migliori prove disponibili, anche se non rientrano nei criteri e nei dettami dalla medicina ufficiale occidentale.

MEDICINA OCCIDENTALE e MEDICINA ORIENTALE

Un'altra distinzione che emerge parlando di questi argomenti è tra medicina occidentale e medicina orientale.

Anche qui, in realtà, si nota il fatto che nel dire medicina orientale, si intende solitamente riferirsi alla medicina cinese e non alla medicina orientale in generale, lasciando da parte la medicina indiana o Ayurveda che, pure, ne fa parte e non soltanto geograficamente, poiché le due scuole – *quella cinese e quella indiana –*

hanno conosciuto momenti di condivisione nel corso del loro sviluppo.

Va considerato anche il fatto che, come vedremo meglio più avanti, si tende spesso a confondere o anche a identificare *tout court* la medicina tradizionale cinese con l'agopuntura.

Secondo quanto **espresso dal dottor Gabriele Bovina** – *che cito quasi letteralmente* – la **differenza tra medicina occidentale e medicina cinese sta tutta nella congiunzione "*e*".**

La medicina occidentale si basa sul separare il buono "e" il cattivo per salvare il primo "ed" eliminare il secondo.

La medicina cinese *si basa sul ripristino e la trasformazione del dinamismo* Yin-Yang, affinché **si realizzino la autoriparazione e la autoregolazione.**

Buono e cattivo sono separati da una "e", mentre Yin-Yang non sono separati da una "e".

Da questa differenza nella sintassi, deriva una profonda differenza pratica: **nella medicina occidentale il medico separa, nella medicina cinese il medico fa interagire**.

Sono molte le differenze tra medicina occidentale e orientale, poiché la prima è molto più giovane – *quasi bicentenaria nella formulazione che conosciamo* – della **millenaria** *"collega"* **orientale**.

Osserviamo un diverso modo di concepire l'uomo come essere a sé stante in occidente e come parte integrante dell'ambiente in cui vive in oriente.

Di conseguenza, potremmo dire che **la malattia stessa si presenta in modo diverso nelle due culture**.

In occidente essa è come limitata a un punto, un tessuto, un organo. In oriente, invece, la malattia viene interpretata come uno **squilibrio generale delle interazioni tra l'uomo e il suo ambiente** e di quelle tra l'intero organismo e le sue varie parti componenti.

A seconda del tipo di squilibrio, si avrà la comparsa di quella specifica localizzazione del problema.

Anche il modo di procedere e di evolversi delle due medicine è diverso, poiché si basa sulla ricerca scientifica e sulla sperimentazione in occidente, mentre in oriente continua a muoversi a partire dai concetti millenari di osservazione dell'uomo, della natura e della loro interazione.

MEDICINA ALLOPATICA e
MEDICINA OMEOPATICA

Quando si contrappone la **medicina allopatica** alla **medicina omeopatica**, si sposta l'attenzione più in particolare sul metodo di cura della malattia.

Esiste poi un'ulteriore distinzione tra medicina omeopatica e omotossicologia, ma ne parleremo in un altro momento.

La medicina allopatica è in generale la medicina ufficiale occidentale e **si occupa di utilizzare farmaci di sintesi atti a sopprimere il sintomo**, senza indagare necessariamente l'origine della sua comparsa.

Vengono individuati dei protocolli terapeutici validi per tutti i pazienti con la stessa malattia. Il farmaco è una sostanza che produce un effetto diverso, contrario a quello prodotto dalla malattia, dal greco *allos*: diverso.

La medicina omeopatica cerca di stimolare le capacità di autoguarigione dell'individuo, collegate all'attività del suo sistema immunitario.

Le sostanze che utilizza per una certa malattia, infatti, siano esse di origine vegetale, animale o minerale, sono quelle che introdotte in un organismo sano, causerebbero l'insorgere dello stesso disturbo.

In altre parole: **dosi molto diluite del principio attivo che ha causato la malattia, sono in grado di stimolare il sistema immunitario e**

promuovere un naturale processo di guarigione.
Dal greco *homoios*: simile, per cui, *il simile cura il simile.*

Le alte diluizioni utilizzate in omeopatia e l'attivazione dei processi di guarigione naturale dell'organismo sono il motivo per cui gli scettici e i detrattori considerano che i farmaci omeopatici agiscano semplicemente come placebo.

Una interessante considerazione riguarda il fatto che un trattamento che non causi effetti specifici dimostrabili, se non quello placebo, non dovrebbe per questo essere considerato inutile, soprattutto quando lo scopo a monte risulti essere la soluzione del problema del paziente.

Un altro aspetto interessante consiste nell'applicazione dei farmaci omeopatici in campo veterinario: nonostante alcuni sostengano comunque la possibilità di un effetto placebo, resta incerta la capacità dell'animale di distinguere tra un medicinale allopatico e uno omeopatico, come pure di scoprire che al suo cibo o alla sua acqua siano state aggiunte sostanze insapori e inodori che possano dargli giovamento e quindi, fare scattare l'effetto placebo.

Da non trascurare, infine, **l'applicazione dell'omeopatia su culture di fagiolo e di soia – *tra le altre* – con studi che sono stati pubblicati su riviste scientifiche del settore**.

Fatte queste premesse, può essere interessante cominciare a guardare un po' più nel dettaglio alla nascita e allo sviluppo di tutti questi diversi sistemi di analisi e cura delle malattie.

LE DIVERSE MEDICINE

LA MEDICINA OCCIDENTALE

Margaret Mead sostenne che *il primo segno di civiltà fosse stato il ritrovamento di uno scheletro che presentava i segni di una frattura del femore guarita.*

Per gli appartenenti al regno animale, una frattura del femore significa morte certa, per l'impossibilità di poter fuggire, di potersi nascondere, nutrire, abbeverare.

La nostra specie non fa differenza e anzi, per molti aspetti, si trovava nella preistoria – *e si trova tuttora* – **nella necessità di alterare sempre l'ambiente naturale per poter sopravvivere**, essendo peculiarmente sprovvista di caratteristiche che la rendano particolarmente adatta a un certo specifico ambiente come accade a tutte le diverse razze animali a noi note.

Il ritrovamento di un femore fratturato e poi guarito, significa dunque che qualcuno si è preoccupato di accudire e proteggere quella persona per tutta la durata di quelle 6-8 settimane necessarie, in media, perché una frattura possa saldarsi.

Prima della comparsa della scrittura e quindi della possibilità di trovare resoconti relativi alla cura di ferite, fratture e affezioni varie, ci si deve affidare agli studi archeologici sugli oggetti prodotti dagli uomini per la caccia, per il loro lavoro, le loro attività artistiche e spirituali.

Per poter interpretare tutti i dati così raccolti, diventano importanti strumenti paralleli gli studi di discipline diverse quali la geologia, l'antropologia, la paleontologia e la paleobotanica.

Il nascere e fiorire di comunità di esseri umani portò allo sviluppo di diverse abilità utili alla comunità stessa.

In questo senso va letta anche la figura dei guaritori, personaggi spesso legati anche agli aspetti della ritualità spirituale del loro gruppo di appartenenza.

Talvolta, si osservava una separazione di genere tra chi si occupava dell'aspetto spirituale, che spesso apparteneva al sesso maschile, mentre chi si occupava della cura dei corpi dei membri del clan apparteneva al sesso femminile, o viceversa.

Le conoscenze venivano tramandate oralmente all'interno dei membri delle relative famiglie o a qualche adepto appositamente selezionato.

La figura dello sciamano rappresenta la fusione delle due discipline e altro ancora, poiché lega la comunicazione con il mondo superiore al mondo degli spiriti in generale, alla preveggenza, alla capacità di guarire, alla magia.

Il termine venne coniato alla fine del XVIII secolo, ed è arrivato fino ai giorni nostri, poiché si è visto che questa figura particolare compariva in tutto il mondo e in diverse società già dalla preistoria e fino alla contemporaneità.

Le civiltà mesopotamiche ed egizie presentano una forma di medicina indissolubilmente legata al sacerdozio e allo sciamanesimo: la malattia è una prova o una condanna che la divinità o i demoni pongono sull'individuo.

Nel codice di Hammurabi, tuttavia, si trova uno specifico codice medico con tanto di pene e responsabilità stabilite. Compare l'idea di un rapporto tra il malato e chi lo cura che debba essere regolamentato a livello statale, benché la medicina restasse comunque all'interno dell'ambito soprannaturale.

Ippocrate *di Kos o Coo* (466-377 a. C.) **è considerato il padre della medicina scientifica moderna**, inquadrata in una prospettiva laica. Il suo giuramento fu la prima regolamentazione della professione medica. Introdusse lo studio dell'anatomia e della fisiologia.

Parlò della necessità di non separare la psiche dal corpo. A lui si attribuisce anche la formulazione del principio del simile che cura il simile, successivamente contrastato da Galeno che enunciò la teoria dell'opposto e di questo riparlerò a proposito della medicina omeopatica.

In generale, il ricchissimo Corpus Hippocraticum – *Corpus o Canone di Ippocrate* – portò le diverse conoscenze del tempo a comporre una dottrina medica. Comprende una settantina circa di testi a lui attribuiti, che in realtà sono talvolta in aperta contraddizione gli uni con gli altri.

Faccio appunto qui un accenno alle due scuole mediche rivali: quella di **Coo** e quella di **Cnido**.

La prima era incentrata sullo studio del malato e della sua guarigione, mentre la seconda è descritta come rivolta principalmente allo studio delle malattie, ma con uno scarso interesse per l'aspetto terapeutico.

Probabilmente, le diverse conoscenze venivano in realtà discusse e condivise, con continui scambi e interpolazioni. Non stupisce quindi che tracce di queste opposte visioni della medicina si ritrovano propri qui, all'interno del Corpus ippocratico.

L'importanza di una così grande mole di scritti permise, comunque, che il passaggio delle conoscenze in campo medico si spostasse dalla dimensione – *limitata e circoscritta* – della trasmissione delle informazioni tra padre e figlio o tra maestro e discepolo, a una più ampia e pubblica diffusione.

Divenne anche possibile sommare le conoscenze di campi diversi e anche di professionisti diversi sullo stesso argomento, rendendo la medicina in grado di essere conservata, ma anche di svilupparsi sommando innovazioni.

Il nascere di questo nuovo sapere medico – e della figura professionale ad esso collegata – portò alla comparsa degli scontri con i guaritori, che venivano ora tacciati di essere ciarlatani, incapaci di attuare terapie efficaci e con i contemporanei filosofi naturalisti, ai quali si contestava la necessità di accumulare sapere empirico sul malato e la malattia e non su teorie ampie e generali sulla natura.

Grazie al canone ippocratico, si possono ricostruire le basi metodologiche e deontologiche della medicina che si sarebbero poi sviluppate fino a tutto l'Ottocento.

Secondo Ippocrate – *o se volgiamo, gli scritti contenuti nel suo Corpus* – **le malattie hanno un andamento prevedibile**: derivano solitamente da **uno squilibrio tra la persona e l'ambiente esterno**, che porta a uno squilibrio all'interno del corpo, i cui fluidi – gli umori – divengono eccessivi oppure scarsi, espulsi con rapidità o stagnanti.

Gli umori del corpo sono sostanzialmente quattro: sangue, bile, bile nera e flegma o catarro. In base alla loro osservazione, attraverso i principali escreti corporei, è possibile diagnosticare la malattia e anche prevederne il decorso e l'esito: **fare, cioè, una prognosi**.

Gli interventi sono principalmente rivolti a regolare ciò che entra nell'organismo attraverso la dieta, ma anche l'attività fisica e i bagni, migliorando le condizioni igienico sanitarie del paziente, mentre la farmacologia si limita alla somministrazione di infusi vegetali.

Altri interventi previsti nel Corpus sono i salassi e la chirurgia, principalmente in caso di frattura, nonostante la scarsità di conoscenze anatomiche, fisiologiche e farmacologiche.

Sulla base della prevalenza di uno dei quattro umori, Ippocrate descrive quattro personalità e anche di questo riparlerò nella parte dedicata alla medicina omeopatica.

Durante il Medioevo, la medicina ippocratica venne reinterpretata in chiave cattolica e si trasformò in un esercizio dell'assistenza e della virtù della carità, dando origine alla **nascita delle prime strutture di tipo ospedaliero**.

Contemporaneamente, **in Italia nacque la scuola medica salernitana**. Si ritiene che, probabilmente, abbia preso l'avvio grazie alla formazione medica di origine monacale e che inizialmente, veniva anche rivolta anche al popolo.

Successivamente, le conoscenze e la formazione passarono in mano laicale, poiché l'influenza negativa sullo stile di vita dei religiosi che vivevano fuori dal chiostro o che comunque avevano regolari contatti con nobili e gente comune, fece sì che venisse loro negato di praticare l'arte medica al di fuori delle loro comunità.

Nei primi secoli del secondo millennio, nacquero le prime università e si cominciò a praticare la chirurgia. Il chirurgo però, operava sul corpo e spostava l'attenzione sul fare e su una relazione dell'uomo con la malattia, e più in generale con l'ambiente e con l'universo più meccanicistica.

Non si limitava a osservare come il medico. Inoltre, il chirurgo doveva essere anche fabbro: doveva creare gli strumenti affilati necessari al suo mestiere e spesso si fondeva con la figura del barbiere, sempre fornito di strumenti affilatissimi.

Dal Trecento all'Ottocento, le conoscenze anatomiche e fisiologiche tornarono ad essere approfondite; furono teorizzate nuove modalità di diffusione delle malattie epidemiche; fu scoperto il funzionamento dei principali sistemi fisiologici come circolazione sanguigna, respirazione, digestione ed elettricità dei corpi;

infine, l'introduzione del microscopio condusse alla nascita dell'istologia – studio dei tessuti – e dell'anatomia patologica, cioè lo studio degli effetti delle malattie sulle strutture del corpo a livello microscopico.

Naturalmente, queste nuove acquisizioni portarono al conflitto tra un approccio meccanicistico e razionalistico e quello spiritualista e vitalista.

Secondo il meccanicismo razionale, l'accadere delle cose della vita è determinato dal caso, da materia e forze: non c'è nulla di preordinato, nessuna finalità superiore.

Al contrario, secondo lo spiritualismo vitalista, i fenomeni vitali non possono essere ridotti alle regole della fisica e della chimica, poiché sono governati da entità immateriali, siano esse trascendenti e cioè esterne a questo mondo, o immanenti e cioè inseparabili da esso.

Vediamo alcune tappe di questo percorso di sviluppo delle basi di quella che oggi è la nostra medicina ufficiale.

L'ondata di peste che attraversò l'Europa a partire dal 1347 fu ben descritta da diversi documenti sui quali si basò anche lo scrittore Alessandro Manzoni per parlarne nel suo romanzo storico 'I promessi sposi'.

E non si trattò di una singola ondata, ma ne furono individuate diverse successive alla prima e più micidiale, fino ad arrivare alla metà del secolo successivo, diventando una malattia endemica fino al XVIII secolo.

Al suo esordio in Europa, il morbo dimostrò l'impotenza della medicina per com'era giunta ad essere concepita nei confronti della malattia in quell'epoca e rinacque l'interesse per la dissezione dei cadaveri, al fine di comprendere che cosa accadesse nel corpo a causa della malattia e dopo la morte.

Nel 1543 venne pubblicata a Venezia l'opera dell'anatomista fiammingo conosciuto in Italia come Andrea Vesalio. È considerato il fondatore dell'anatomia moderna e la sua opera fu alla base delle conoscenze sull'anatomia umana fino al 1800.

Corresse molte delle convinzioni erronee del tempo, basate sulle affermazioni di Ippocrate prima e di Galeno poi, nonostante quest'ultimo avesse lasciato molti scritti nei quali descriveva le sue osservazioni sull'anatomia degli organi esaminati nei cadaveri.

Nel 1546, il medico Gerolamo Fracastoro pubblicò un'opera sulle malattie contagiose fino ad allora note, compresa la sifilide che andava diffondendosi in Italia dalla fine del Quattrocento. L'opera lo rese il fondatore della moderna patologia – lo studio delle malattie.

Parlò quasi cent'anni prima della messa in opera del microscopio, dell'esistenza di particelle invisibili e viventi i "seminaria" – i nostri germi – che vengono assorbiti respirando e diffusi dagli umori, mettendo le basi della moderna batteriologia – studio della biologia dei batteri.

Tutte le sue ipotesi sulle cause e sulle vie della patologia delle malattie infettive sono state quasi integralmente convalidate dalle moderne ricerche scientifiche.

Descrisse tre modalità di contagio: attraverso il contatto diretto; attraverso un veicolo e cioè oggetti impregnati come vestiti o lenzuola; a distanza, cioè senza contatto diretto o veicoli, attraverso elementi costituenti l'ambiente circostante, come l'aria, l'acqua, il suolo.

Anche nel proporre la terapia per la sifilide, Fracastoro precorse i suoi tempi, sostenendo che fosse necessario uccidere i seminaria, mediante sostanze che li combattessero: la riduzione della maggior parte dei microrganismi attraverso la loro uccisione, inattivazione, diluizione o allontanamento è la definizione attuale della disinfezione.

L'invenzione del microscopio viene fissata da alcuni al 1595 grazie a un ottico olandese, Zacharias Janssen, da altri viene attribuita a Galileo Galilei che nel 1624 creò una versione ridotta del suo telescopio.

In ogni caso, nel corso del 1600 un allievo di Galielo, Marcello Malpighi, utilizzando le lenti del suo maestro, pose le basi delle prime osservazioni microscopiche del corpo umano, mettendo per la prima volta in evidenza strutture come i globuli rossi, i vari strati dell'epidermide, il glomerulo renale, i corpuscoli della milza, i capillari dei polmoni della rana.

Facendo un veloce balzo in avanti, sarà invece degli anni Trenta del 1900 l'introduzione del microscopio elettronico, ideato dai fisici tedeschi Manfred von Ardenne e Ernst Ruska. In questo nuovo tipo di microscopio, gli oggetti verranno esaminati con un fascio di elettroni, anziché con luce visibile, il che consentirà di ingrandire un particolare più di 100 mila volte.

Nel corso del 1700, gli esperimenti di Luigi Galvani, fisiologo, fisico e anatomista italiano, portarono alla scoperta dell'elettricità animale.

Applicò uno stimolo elettrico esterno ai nervi delle zampe posteriori di una rana. La risposta fu la contrazione delle fibre muscolari delle zampe. Ne dedusse che lo stimolo esterno, seguendo il percorso dei nervi che agivano da conduttori, andava a stimolare la carica elettrica interna dei muscoli stessi, causandone la contrazione.

Il contemporaneo Alessandro Volta sostenne una lunga controversia indicando i muscoli come semplici recettori di elettricità artificiale prodotta con gli strumenti di laboratorio.

Lo scontro portò diversi frutti: la nascita dell'elettrofisiologia, l'invenzione della pila da parte di Volta stesso e lo sviluppo dello studio dell'elettromagnetismo.

Sul finire del secolo, il chimico Peter Franck introdusse il concetto di profilassi – utilizzo di norme atte a prevenire le malattie – che rivoluzionò la sanità pubblica e aprì la strada a quella che sarebbe diventata la profilassi vaccinale.

Sempre verso la fine del 1700, Edward Jenner, medico britannico, applicò una variazione della tecnica della vaiolizzazione, mutuandola da una pratica conosciuta in estremo oriente.

Coloro che avevano contratto il vaiolo vaccino stando a contatto con animali ammalati, non si ammalavano della variante umana del vaiolo.

Se nella vaiolizzazione praticata in oriente veniva prelevato il contenuto di una pustola di un malato in via di guarigione, Jenner prelevò invece il contenuto di una pustola di vaiolo ovino e la inoculò nel figlio del suo giardiniere: il ragazzo evitò per qualche anno di ammalarsi di vaiolo.

Ripeté l'esperimento anche sul proprio figlio con ottimi risultati e si diffuse così il concetto di vaccinazione, anche se fu combattuta dalla chiesa che vedeva in essa una ribellione al volere divino e un'offesa al creatore.

È ancora di questo periodo l'attività del chimico, biologo e fisiologo francese Antoine Laurent Lavoisier. Viene considerato il fondatore della chimica moderna.

Grazie ai suoi esperimenti di misurazione sulle combustioni, poté enunciare la prima versione della legge della conservazione della massa che afferma che: in una reazione chimica la massa dei reagenti – le sostanze che agiscono in partenza – deve essere uguale alla massa dei prodotti – le sostanze che si ottengono una volta avvenuta la reazione.

Identificò e diede il nome a ossigeno e idrogeno. L'esistenza dell'ossigeno permise di spiegare il meccanismo chimico alla base della respirazione.

Grazie a Lavoisier, l'abate italiano Lazzaro Spallanzani mise in collegamento l'ossigeno con la respirazione tissutale o cellulare. Nello studio della riproduzione, dimostrò come senza il liquido seminale non fosse possibile la fecondazione dell'uovo. Condusse un esperimento di fecondazione artificiale in una femmina di barboncino, derubricando il concepimento da intervento del creatore a semplice atto meccanico.

Uno dei più importanti contributi che portò alla scienza fu la confutazione della teoria della generazione spontanea che, pur avendo avuto qualche attacco nel corso dei due secoli precedenti, era rimasta effettivamente indiscussa.

Dimostrò che i vermi e gli insetti non nascono dall'aria, come si era creduto fino a quel momento, ma dalle uova precedentemente posate dagli insetti stessi sulla superficie di oggetti, di cibi, nelle bevande.

Nel corso del 1800, l'opera del chimico, biologo e fisico francese Louis Pasteur pose le basi della moderna microbiologia – studio dei microrganismi. Continuò e perfezionò gli esperimenti di Spallanzani per confutare ulteriormente **la teoria della generazione spontanea**.

Mise a punto la pasteurizzazione o pastorizzazione: un trattamento termico a temperatura inferiore a quella di ebollizione per distruggere i microorganismi contenuti in alimenti liquidi facilmente deteriorabili, come latte, vino e birra, ad esempio, per preservarli più a lungo.

Studiò la creazione di un vaccino per il colera dei polli, il carbonchio di bovini, ovini ed equini e infine, quello contro la rabbia silvestre.

Desidero dare brevemente conto di un capitolo importante legato alla diatriba tra Louis Pasteur e il medico francese Antoine Béchamp. Per entrambi l'esistenza dei microrganismi era assodata e tuttavia, avevano visioni diametralmente opposte riguardo alla funzione dell'ambiente nel quale essi esistono.

I microbi invadono il corpo dall'esterno o ne fanno parte e si comportano in modo diverso a seconda delle circostanze?

Il fisiologo francese Claude Bernard aveva definito l'esistenza di un ambiente interno con determinate caratteristiche chimico-fisiche. Secondo la teoria del terreno sostenuta da Béchamp, i microbi cambiano a seconda di come cambia il loro ambiente: sono pleomorfici – cambiano forma a seconda delle condizioni in cui si trovano.

La teoria dei germi di Pasteur, invece, propone una visione più statica dei microrganismi che semplicemente, sono contagiosi e attaccano l'organismo.

Questa prevalse per tutto il XX secolo anche se fu riportato dal suo assistente come Pasteur stesso avesse ammesso, verso la fine della sua vita, che Béchamp aveva ragione con una frase famosa: "Il terreno è tutto. Il microbo è nulla!"

Per il medico francese Antoine Béchamp la malattia parte sempre dall'interno: le condizioni dentro il corpo determinano l'adattamento dei microbi al terreno stesso.

Se cambia il terreno, cambiano i microrganismi, cambiano i sintomi e la malattia. Secondo questa teoria, la malattia è preesistente all'infezione.

Ad esempio, lo Streptococco è abitualmente presente nelle nostre vie aeree superiori, ma quando le condizioni del terreno si alterano, diventa virulento.

Ci sono molti altri esempi di questo tipo come nel caso dell'Helycobacter pylori o della Candida. È fondamentale prendersi cura del terreno, poiché per ogni nostra cellula ci sono dieci germi, in ogni parte del nostro corpo: intestino, bocca, occhi, cute, ovunque.

Miliardi di microrganismi che lavorano insieme al nostro corpo e costituiscono il cosiddetto Microbiota, la flora di germi che vive con noi e collabora al funzionamento del nostro organismo.

Secondo questa teoria, i concetti generali della microbiologia andrebbero rivisitati alla luce del fatto che i germi non sono un male, ma lo possono diventare al variare delle condizioni del terreno che ne favorisce la trasformazione.

Un altro grande microbiologo fu il tedesco Robert Koch al quale si deve l'identificazione del bacillo che causa l'antrace, di quello della tubercolosi e del vibrione del colera.

Fu un pioniere della coltivazione dei microrganismi su terreni di coltura solidi – inizialmente fette di patata, poi brodi solidificati, fino all'agar ancora largamente utilizzato oggi – intuendo che le colonie che osservava, tutte di dimensioni, forme e colori diversi, si formassero per la riproduzione sequenziale di una cellula progenitrice e che le colonie fossero formate da organismi appartenenti allo stesso gruppo, alla stessa varietà.

Questo studio gli permise di enunciare quelli che oggi conosciamo come i quattro postulati di Koch.

Eccoli:
- il sospetto patogeno deve ritrovarsi in tutti i casi di malattia ed essere assente in animali sani;
- il sospetto patogeno deve poter crescere in coltura pura;
- le cellule provenienti da una coltura pura del sospetto patogeno devono indurre la malattia in animali sani;
- il sospetto patogeno deve poter essere nuovamente isolato e se ne deve poter dimostrare l'identità con l'originale.

Grazie all'applicazione dei suddetti postulati riuscì a identificare il bacillo dell'antrace prima e tutti i seguenti poi. Poté dimostrare scientificamente la correlazione causa-effetto tra i microrganismi e le malattie trasmissibili che già tanti colleghi andavano intuendo, ma non erano in grado di dimostrare.

Nel 1859 venne resa nota la teoria del biologo e naturalista inglese Charles Darwin sull'origine della specie. Accennerò brevemente ad alcune delle rielaborazioni che la più famosa teoria sull'evoluzione introdusse e affrontò essa stessa.

In precedenza, il naturalista francese Jean-Baptiste Lamarck aveva introdotto per la prima volta il concetto di evoluzionismo.

Dimostrava la comparsa di nuove specie e la modifica di quelle esistenti, in contrapposizione al fissismo imperante fino a tutto il secolo precedente, che sosteneva invece l'immutabilità e la costanza delle diverse specie fin dalla creazione.

Secondo Lamarck, venivano ereditati i caratteri acquisiti: le modifiche che avvenivano in un organismo, nel corso della vita, venivano ereditate dalla progenie, favorendone l'adattamento.

Nel famoso esempio della giraffa, il tentativo di raggiungere le foglie più in alto, portava a un allungamento del collo, a un adattamento che veniva poi ereditato dalla progenie.

Secondo Darwin, invece, l'evoluzione della specie avveniva sotto la spinta del caso, della necessità.

Piccole mutazioni casuali venivano selezionate dall'ambiente e favorivano il migliore adattamento all'ambiente stesso.

Nel caso della giraffa, quindi, l'ambiente selezionava e favoriva la riproduzione di quelle che, a causa di una mutazione, avevano il collo più lungo delle altre e potevano meglio raggiungere le foglie più in alto sugli alberi, per nutrirsene.

La successiva formulazione delle leggi della genetica da parte del biologo, matematico e abate ceco Gregor Johann Mendel mise in evidenza una evoluzione dovuta alla genetica e non già alla selezione, con un andamento discontinuo, non lineare.

Le sue leggi furono riprese più tardi dal biologo olandese Hugo deVries che introdusse la teoria del mutazionismo e alcuni elementi di discussione proprio sull'evoluzionismo di Darwin.

Secondo deVries, nel corso della loro esistenza, tutte le specie animali e vegetali presentano la formazione di numerose razze, in seguito alla comparsa di mutazioni improvvise e stabili, mentre l'evoluzione di Darwin prevedeva mutazioni lente e continue.

Dall'adattamento di Lamarck, alla selezione di Darwin, al mutazionismo di deVries. No, non è finita qui e ancora si discute per riuscire a integrare tutti questi aspetti e dare un quadro completo di quella che è l'evoluzione in natura.

Sul finire del secolo il medico tedesco Rudolf Virchow pubblicò un trattato sulla patologia cellulare e fondò l'istopatologia – patologia dei tessuti – che ancora oggi è alla base della diagnostica.

Classificò anche i tumori su base istologica. Fu limitato dalle possibilità di colorazione dei tessuti, ma queste aumentarono successivamente grazie all'introduzione di altri coloranti e di nuove tecniche per la preparazione dei tessuti come l'inclusione in paraffina, la microtomia – il taglio microscopico – eccetera.

L'utilizzo dei sali d'argento per la colorazione dei tessuti, elaborata dall'italiano Camillo Golgi, premio Nobel per la medicina, diede un forte impulso allo studio delle cellule del tessuto nervoso, permettendone la perfetta visualizzazione nei preparati microscopici.

Sempre nel passaggio verso il 1900 comparvero le prime istituzioni sanitarie. Il finanziere svizzero Herny Dunant dedicò tutto se stesso e la sua fortuna per convincere i governi a far sì che venisse istituita un'associazione neutrale che si occupasse dell'assistenza sanitaria, la quale, in onore della Svizzera, fu denominata Croce Rossa – la bandiera della Croce Rossa è il negativo della bandiera della Svizzera.

In un congresso mondiale ne venne sancita la neutralità, dando la possibilità di togliere dai campi di battagli i feriti, per poterli curare. Alla Croce Rossa, seguì la Mezza Luna Rossa per i paesi islamici.

Ricordiamo anche l'opera dell'infermiera britannica Florence Nightingale che insistette per la formazione di un corpo di infermiere da porre al seguito dell'esercito inglese. Lo fece a sue spese e ottenne tali risultati da portare alla creazione della prima scuola per infermieri specializzati.

Nel 1895 vennero scoperti per caso i raggi X dal fisico tedesco Wilhelm Konrad Roentgen. Il loro uso senza protezioni portò alla morte per tumore i medici che non ne conoscevano ancora gli effetti nocivi.

È del 1901 la realizzazione del primo elettrocardiografo da parte di Willem Einthoven, fisiologo olandese. Verranno poi messe a punto altre tecniche diagnostiche quali l'ecografia, la tomografia assiale computerizzata o TAC e la risonanza magnetica o RNM.

L'inizio del nuovo secolo portò un'altra grande scoperta. Il medico austriaco Karl Landsteiner scoprì l'esistenza dei gruppi sanguigni e permise di comprendere quella che era una misteriosa incompatibilità del sangue di alcuni individui con quello di altri.

Scoprì anche, nel 1940, il fattore Rh responsabile della malattia emolitica del feto.

Fu identificato il bacillo della difterite, creati diversi nuovi vaccini, messa a punto – finalmente – la cura per la sifilide, anche se inizialmente il composto a base di arsenico, pur essendo efficace, si dimostrò altamente tossico causando gravi effetti collaterali.

Cominciarono a comparire anche le donne nel panorama scientifico. La polacca Marie Curie, fisico due volte premio Nobel – per la fisica e per la chimica – conosciuta per le sue scoperte sulle radiazioni.

La rumena Gerthy Theresa Cori, biochimico, che concentrò i suoi studi sul ciclo dei pentoso fostati, uno dei processi metabolici necessari per la sintesi degli acidi nucleici DNA e RNA.

La cardiologa americana Helen Taussig che mise a punto la procedura chirurgica necessaria per la cura dei bambini affetti da tetralogia di Fallot – il cosiddetto morbo blu.

Riuscì inoltre a collegare l'assunzione del sonnifero talidomide, da parte delle donne in gravidanza, con la comparsa di numerose malformazioni congenite osservate nei bambini.

L'americana Lillian Wald organizzò l'assistenza agli immigrati nei quartieri poveri di New York e nel 1910, la Columbia University della città istituì, grazie al suo attivismo, la prima cattedra universitaria della prima Facoltà di Infermieristica del mondo, fino ad allora insegnata esclusivamente negli ospedali.

L'italiana Rita Levi Montalcini, neurologa e premio Nobel per la medicina, scoprì il Nerve Growth Factor: un importante fattore di crescita che interviene anche nella prevenzione di certe malattie degenerative del sistema nervoso centrale quali l'Alzheimer.

Gli inizi del 1900 furono di grande progresso per la medicina e portarono alla luce numerose nuove scoperte, insieme ad altrettante nuove discipline scientifiche.

Lo studio della neonata endocrinologia portò, per esempio, alla scoperta dell'insulina, della sua possibile estrazione dal pancreas e di come utilizzarla per la cura del diabete.

Furono scoperti i sulfamidici che, pur essendo tossici e di sintesi, ridussero notevolmente l'incidenza delle morti dovute alle malattie infettive.

Nel 1928, il medico e batteriologo scozzese Alexander Fleming scoprì il primo antibiotico: la pennicillina – primo antibatterico di origine naturale.

A una decina d'anni di distanza, il biologo ucraino Selman Abraham Wacksman scoprì la streptomicina: farmaco tutt'ora in uso contro la tubercolosi.

Nel 1940, il medico greco Georgios Papanicolaou si distinse come pioniere della citologia – studio della struttura e della funzione delle cellule – e mise a punto un metodo per la raccolta dei campioni e la colorazione degli strisci vaginali che divenne nota come Pap-test ed è tutt'oggi alla base della prima fase di screening per la prevenzione dei tumori della cervice uterina.

Un altro capitolo notevole di questa storia vede una donna come principale protagonista ed è quello dedicato alla contraccezione. Importante non soltanto per l'impatto che ebbe in campo medico, ma anche per le molte implicazioni e difficoltà che incontrò riguardo all'aspetto etico, religioso ed emotivo.

Dopo l'introduzione del diaframma nel 1842 e del primo preservativo in gomma del 1869, infatti, nessun altro progresso era stato fatto in questo campo.

L'infermiera americana Margaret Sanger, orfana di madre a causa di una tubercolosi contratta dopo 11 parti e 7 aborti, divenne una grande attivista. Fu lei a coniare il termine 'controllo delle nascite' e a continuare a cercare una risposta al suo desiderio di vedere le pratiche anticoncezionali legali e alla portata di tutte le donne.

Riuscì a trovare i fondi per la ricerca medica che portò, infine, alla creazione della prima pillola contraccettiva orale nel 1960.

Sempre nell'arco del secolo scorso, intorno agli anni Sessanta furono poste le basi degli innovativi studi sulla genetica grazie all'individuazione del modello a doppia elica della struttura della molecola del DNA da parte di James Watson, biologo e genetista statunitense e di Francis Crick, fisico e biologo britannico.

E ancora negli anni Sessanta si cominciò a parlare di trapianti di organo. In realtà, il pioniere in questo campo fu Alexis Carrel, chirurgo e biologo francese, che diede un importante contributo alle tecniche per la sutura dei vasi e al trapianto dei tessuti.

Inoltre, per 29 anni, Carrel portò avanti l'esperimento di mantenere in vita delle cellule di cuore di pollo immerse in una soluzione salina. La soluzione conteneva la stessa composizione di sali presenti nel sangue di pollo e quotidianamente veniva rinnovata, ripristinando così il nutrimento a disposizione delle cellule in coltura ed eliminando le loro escrezioni.

Dimostrò così la potenziale immortalità – sì, immortalità – delle cellule viventi. L'esperimento, come già menzionato, durò 29 anni e si interruppe quando un incaricato dimenticò di cambiare la soluzione alla coltura cellulare.

Il primo trapianto d'organo fu quello di un cuore e fu portato a termine dal chirurgo sudafricano Christian Barnard nel 1967. I suoi primi trapianti riuscirono, ma i pazienti non sopravvissero a lungo poiché l'organo nuovo veniva attaccato dal sistema immunitario che non lo riconosceva come proprio e lo rigettava.

Nel 1978, fu introdotta la ciclosporina, scoperta dal microbiologo e immunologo belga Jean Borel. Il farmaco induce una azione di immunosoppressione che impedisce il rigetto nei soggetti trapiantati.

Seguirono in tutto il mondo numerosi trapianti di vari organi. Al giorno d'oggi, gli organi trapiantabili sono: il rene, il cuore, il fegato, il polmone, lo stomaco, tutto l'intestino ed il pancreas.

Sono anche trapiantabili alcuni tessuti come le cornee, segmenti di osso, le cartilagini, i tendini, segmenti vascolari, le valvole cardiache e la pelle.

LA MEDICINA TRADIZIONALE CINESE

Si tratta di una disciplina olistica complessa e articolata che leggeva e legge la malattia come uno squilibrio energetico. La forza vitale, il qi o chi, si muove all'interno del corpo umano, regolato dalle forze opposte dello yin – energia della terra – e dello yang – energia del cielo – che si inseguono ciclicamente in un'alternanza di fasi di parità e disparità, di aumento e diminuzione reciproci.

Quando la prevenzione non riesce a mantenere questo bilanciamento dinamico sotto controllo, si manifesta la malattia, sulla quale si può intervenire con la farmacopea cinese – ricchissima di principi vegetali, animali e minerali spesso variamente combinati – con l'agopuntura, la moxibustione, la manipolazione, la ginnastica medica o meditativa che conosciamo come il Qi Gong e il Tai Chi Chuan.

Anche per la medicina tradizionale cinese vediamo un inizio legato all'attività degli sciamani.

Soffermandoci per un momento sull'affascinante studio degli ideogrammi, ne troviamo le tracce proprio nell'ideogramma che significa medicina, composto da due radici che rappresentano il grido dello sciamano e lo sciamano stesso.

Si passò poi, nel tempo, da una medicina magica, divinatoria e spirituale alle prime conoscenze di carattere medico organizzate, nel secondo millennio a.C. e si cominciò anche a utilizzare sostanze medicinali, dapprima a carattere rituale e poi, più mirate alla problematica individuale.

I primi documenti scritti riguardanti medicina cinese, agopuntura e moxibustione, furono redatti raccogliendo tutta la tradizione orale e scritta e attribuiti a ritroso all'Imperatore Giallo Houang Di.

Mentre il più antico trattato di farmacoterapia fu attribuito all'Imperatore Rosso Shen Nong. Nel primo documento scritto del 1640 a.C. l'Imperatore Giallo ordina che gli aghi per l'agopuntura – tradizionalmente fatti di osso, di bambù o di selce e quindi già in uso dall'età della pietra – vengano fatti col metallo da poco scoperto, il rame.

Durante la dinastia Zhou e la successiva dinastia Han (dal X secolo a.C. Al III secolo d.C.) le varie conoscenze mediche vennero organizzate e sistematizzate.

Le varie correnti culturali del tempo influenzarono la medicina che risentì delle teorie di diverse Scuole di pensiero e l'elaborazione di questi fondamenti fu applicata alle varie discipline mediche. In ambito di terapia furono sviluppate delle tecniche esterne, tecniche interne ed altre miste.

Le esterne riuniscono le metodiche di stimolazione di punti del corpo: agopuntura, moxibustione, coppettazione, massaggio, fisiochinesiterapia e più recentemente elettropuntura, laserpuntura, magnetopuntura e chimiopuntura.

Le interne consistono nella dietetica e nella farmacologia.

Le miste, cioè quelle né esterne, né interne, riguardano le ginnastiche mediche o discipline psicocorporee: Qi Gong e Tai Ji Quan – o anche Tai Chi Chuan.

Durante la dinastia Han visse un famoso medico, Hua Tuo (141-208 d.C.) che è ricordato come il primo famoso chirurgo nella storia della medicina cinese.

Egli concepì la ginnastica medica definita "*gioco dei cinque animali*" che riprendeva le movenze della tigre, del cervo, dell'orso, della scimmia e dell'airone e fu l'antenata dell'attuale Qi Gong.

Formulò inoltre una polvere anestetica che gli permise di eseguire numerosi interventi chirurgici, soprattutto addominali.

Secondo alcuni autori, la moxibustione, tecnica di riscaldamento dei punti di agopuntura mediante l'utilizzo di bastoncini di artemisia, proverrebbe dalle regioni fredde settentrionali della Mongolia.

Il massaggio, le manipolazioni e la ginnastica avrebbero, invece, trovato sviluppo nelle regioni centrali del Paese.

Infine l'agopuntura trarrebbe origini nelle regioni orientali e sudorientali della Cina, anche se alcune teorie sono propense a pensare che sia nata in India e che solo 206 anni avanti la nostra era, attraverso il Tibet e la Mongolia, sia arrivata in Cina.

Con la fine della dinastia Han, iniziò un periodo di divisioni interne che portarono l'apertura della Cina a civiltà straniere.

Per motivi politici e commerciali, la Cina entrò in contatto con le popolazioni mongole al nord e con i paesi del sud-est asiatico a sud. Fin dal 65 d.C. fu introdotto il Buddismo e le conoscenze della medicina indiana.

Si passò dai Tre Regni, alle dinastie del Nord e del Sud (dal III al VI secolo d.C.) e nonostante le difficoltà politiche e sociali, la medicina tradizionale cinese e la sua farmacopea continuarono a progredire: molte opere stanno a testimoniare come lo studio dell'agopuntura e dei Cao – raccolte di piante e sostanze medicinali della storia della medicina cinese – non si sia mai arrestato fino al XIX secolo quando gli amministratori della Pubblica Salute in Cina cominciarono a interessarsi alla medicina occidentale.

Durante il periodo della Rivoluzione Culturale (1966-1976), si assisté allo scontro tra coloro che erano interessati alla pratica della medicina cinese, ma non alla teoria ad essa sottesa – i cosiddetti modernisti – e i tradizionalisti che sostenevano, appunto, la validità dei suoi principi tradizionali.

Mao Tse Tung impose agli agopuntori di apprendere nozioni di medicina occidentale e consigliò ai medici diplomati dalle università di studiare anche la medicina tradizionale cinese.

In Europa, la diffusione della medicina tradizionale cinese e dell'agopuntura in particolare, iniziò verso la fine del 1600, ma si ebbe un forte impulso proprio alla fine della Rivoluzione Culturale, soprattutto attraverso la Francia e l'Inghilterra.

Si trattò, tuttavia, di un processo lento e rivolto a pochi appassionati, almeno fino all'inizio degli anni '80, con l'apertura delle frontiere cinesi.

Le difficoltà nella diffusione di queste conoscenze in occidente, hanno ragioni che sono da ricercare nelle grandi aspettative della metodica rispetto alle effettive possibilità: forse perché il metodo era mal conosciuto e peggio applicato, a causa della difficoltà della traduzione dal cinese e perché era stato riportato da studiosi, ma non da medici.

Anche la visione cattolica occidentale che distingue l'anima e il corpo, ha probabilmente cozzato con la visione dell'unicità dell'essere umano offerta della medicina tradizionale cinese.

Al *dottor* **Lucio Sotte**, Presidente della Società Italiana di Farmacologia Cinese 1992-99 e di quella Cinese di Canton, dobbiamo il grande sforzo di aver portato in Italia lo studio della medicina tradizionale cinese.

Da lui ho appreso molti dei concetti qui esposti. Il suo primo viaggio di studio in Cina, nei primi anni '80, gli rese evidente una enorme discrepanza tra quanto si conoscesse in Italia e in Europa di medicina cinese e quanto venisse effettivamente applicato e praticato nel suo paese d'origine.

La visione confusa di una medicina tradizionale cinese – sostanzialmente identificata con l'agopuntura, come già si è detto – prendeva una forma estremamente articolata, con solide conoscenze di base comuni alla medicina occidentale e con numerose tecniche terapeutiche.

L'agopuntura veniva utilizzata insieme ad altre tecniche che in Cina ricorrevano più spesso e più diffusamente dell'agopuntura stessa: tra queste principalmente la farmacologia cinese, insieme al massaggio, alle ginnastiche mediche e alla dietetica farmacologica.

Quest'ultima, orientata secondo il concetto che il cibo è la prima medicina per il corpo, prevede l'introduzione di sostanze che vadano a costituire un sistema naturale di prevenzione delle disfunzioni dell'organismo.

In base a questa visione unitaria dell'uomo, la medicina tradizionale cinese cura il malato e non la malattia e si dedica principalmente alla prevenzione.

Secondo un antico e famoso detto cinese, infatti: *"**Bisogna curare il malato prima che lo diventi**"*.

Prevenzione significa seguire regole di vita che sostengano le parti più deboli dell'organismo – *dall'organo al movimento dell'intero corpo* – per affrontare meglio e reagire meglio agli attacchi dei patogeni, cioè di ciò che causa la malattia.

Secondo questa visione, di scambio e continuo equilibrio, la dieta, la respirazione e la ginnastica medica possono curare, pur avendo principalmente uno scopo preventivo.

L'agopuntura, il massaggio e la farmacologia possono essere utili per la prevenzione, pur essendo sostanzialmente di utilizzo in campo terapeutico.

Secondo la medicina tradizionale cinese, abbiamo descritto **la malattia come il risultato di uno squilibrio nell'armonia tra l'organismo e il cosmo che lo circonda**.

Ciò che occorre fare è dunque scoprire con quale tipo di disarmonia abbiamo a che fare.

La malattia è uno squilibrio di carattere energetico dovuto a un eccesso o a un difetto di produzione o di assimilazione di energia oppure un'alterazione della sua distribuzione e della sua circolazione.

I nostri visceri assimilano l'energia ed eliminano gli scarti del metabolismo. I vari organi producono e accumulano questa energia che circola costantemente per il corpo attraverso canali che distribuiscono e collegano gli organi e i visceri tra loro e con i vari tessuti dell'organismo, nonché l'interno con l'esterno e con le estremità. **Questi canali sono i meridiani.**

Parte di questa **energia viene acquisita attraverso l'alimentazione** – *energia della terra* – **e parte dalla respirazione** – *energia del cielo.*

C'è poi una parte di energia congenita che viene trasmessa ad ogni essere umano al momento della nascita dai genitori – *detta energia ancestrale* – che viene attivata dalla cosiddetta energia sorgente, di origine cosmica.

Anche la medicina occidentale conosce e parla di energia all'interno dell'organismo, ma lo scopo principale è quello di misurarla, che si parli di misurare la temperatura o di fare un elettrocardiogramma o ancora di eseguire un elettroencefalogramma.

Qui entrano in gioco non soltanto l'imperfezione degli strumenti di misurazione, ma anche la presenza di quantità di energia non misurabili o non completamente misurabili: un concetto introdotto dalla teoria della relatività e dalla meccanica quantistica agli inizi del nostro secolo.

Queste nuove acquisizioni hanno dimostrato che ciò che vediamo e che pensiamo istintivamente che sia è, in realtà, diverso, non statico, in continuo movimento.

Materia ed energia si trasformano l'una nell'altra senza soluzione di continuità, seguendo l'equazione di Einstein: $E=mc^2$.

I nostri sensi non rispecchiano la realtà: il pianeta non è fermo, ma ruota sul proprio asse, mentre ruota intorno al sole, mentre entrambi si spostano nella galassia.

Anche il nostro organismo non è immobile, ma il sangue circola ininterrottamente, gli impulsi nervosi viaggiano costantemente attraverso il corpo, avvengono innumerevoli reazioni chimiche e interazioni subatomiche.

Secondo la logica occidentale, dunque, la medicina cinese ha il limite di non misurare l'energia nei suoi effetti termici, chimici e meccanici e di intuirla, più che calcolarla.

Questo, tuttavia, le permette di intuire e interpretare con modelli più elastici di quelli occidentali.

Per molto tempo, lo studio descrittivo delle malattia in occidente ha considerato l'evento patologico coincidente con la specifica lesione organica di un certo apparato, di un organo o di un tessuto che si fosse ammalato.

Recentemente è stata invece scoperta l'importanza della *psico-neuro-endocrino-immunologia*.

La PNEI studia **le relazioni tra la psiche e il sistema nervoso, il sistema endocrino e il sistema immunitario**.

All'interno del nostro corpo, questi grandi sistemi di regolazione biologica scambiano costantemente informazioni tra loro e vengono influenzati dagli stati psicologici.

Qualsiasi evento che susciti in noi emozioni intense, scatena risposte del sistema nervoso autonomo, endocrine, del sistema immunitario e causa il disequilibrio dei vari sistemi.

Essi rappresentano quindi una rete interconnessa da cui dipende lo stato di salute del soggetto.

Come abbiamo già accennato, anche Ippocrate aveva sostenuto la necessità di non separare la psiche dal soma – *la mente dal corpo* – e la medicina occidentale è arrivata a intuire come la malattia sia innanzitutto una perdita dell'equilibrio generale, ancor prima della comparsa di un disturbo locale.

Vediamo che, invece, **è proprio su questa certezza che si è sviluppata la medicina cinese fin dalle sue origini**.

La medicina occidentale studia soprattutto la materia intesa come struttura e come organo. Da qui, parte per comprenderne la funzione e l'energia.

La medicina orientale, invece, parte dalla percezione iniziale dell'energia e attraverso il suo studio, arriva a comprenderne la funzione e giunge così all'organo.

Queste considerazioni hanno portato molti professionisti a ritenere che le due medicine non siano dunque da ritenere in opposizione, **ma da integrare a vicenda** poiché, pur partendo da considerazioni opposte, garantiscono entrambe di affrontare rigorosamente ciò che è reale nella sua unità di materia ed energia.

Come abbiamo già visto, nel corso della storia si alternarono dinastie con i loro regni di pace o di guerra e di pari passo, si osservarono periodi di forte sviluppo o di involuzione più o meno marcata delle conoscenze della medicina cinese.

Nacquero e prosperarono diverse scuole di pensiero contrapposte o sinergiche. Si svilupparono concetti filosofici che diedero fondamento a osservazioni, conoscenze mediche e nuove applicazioni in campo farmacologico.

Grandi personaggi raggiunsero traguardi di eccellenza e li lasciarono in eredità a quel vasto sapere millenario che, a tutt'oggi, è alla base della medicina tradizionale cinese.

Qui di seguito, una breve presentazione dei cinque principi sui quali si basa.

Scuola Taoista
(*Principio del Qi e Principio del sangue e dei liquidi organici*)

Il taoismo nasce grazie a Lao Zi probabilmente nel VI secolo a.C. e introduce due importanti principi di base: **il Qi e il sangue e i liquidi organici.**

Il taoismo prevede lo sviluppo di un egoismo positivo. Secondo il principio del tao – o dao – è bene ricercare l'equilibrio tra il fare e il non fare, facendo del proprio meglio per assecondare il corso naturale delle cose e perseguendo la virtù, in un flusso continuo che è via e metodo insieme.

Le pratiche di carattere medico seguite dai taoisti sono raccolte sotto il nome di Yang Sheng, cioè: **pratiche per coltivare la salute**.

Lo scopo delle diverse indicazioni dietetiche, farmacologiche, meditative e di attività corporee è quello di vivere in armonia con i ritmi della natura.

Molta attenzione viene posta sul Jing – o *essenza vitale* – che tutti ereditiamo alla nascita e che si affievolisce nel corso della vita, fino al suo esaurimento totale al momento della morte.

Le dottrine taoiste hanno contribuito alla scienza medica col concetto di **Qi** che **è**, in termini occidentali, **l'energia vitale**.

Il Qi è basilare nella medicina cinese come pure nella cultura cinese.

È un'energia che non è mai stata misurata, eppure è stata interpretata nei suoi molteplici aspetti e manifestazioni. Talmente incorporeo da non poter essere percepito di per sé, se ne avverte invece la presenza in tutto ciò che vive.

I suoi vari stadi di aggregazione e dispersione danno origine all'intero universo. È all'origine di tutto, tutto lo contiene, è la connessione di tutto.

Relativamente alla medicina, il Qi dà origine alla vita umana coagulandosi nel corpo di un essere umano, così come l'acqua si condensa nel ghiaccio.

Le dinamiche di contrazione e dispersione che regolano la formazione e la distruzione di tutto ciò che c'è nell'universo, all'interno del corpo umano crea le sostanze vitali che sono: il Qi stesso, il sangue – xue – e i liquidi organici – jin ye. A queste tre si sono aggiunte la quintessenza – jin – e il mentale – shen.

Più in particolare, la quintessenza energetica – jin qi – dà origine alla vita e viene suddivisa in tre diverse componenti.

Si parla di quintessenza del cielo anteriore, cioè dell'insieme delle energie ereditate dal padre e dalla madre al momento del concepimento, paragonabile a quello che noi definiamo il genotipo: l'insieme dei codici genetici ereditato dai genitori.

C'è poi la quintessenza del cielo posteriore, cioè dell'insieme dell'energia nutritiva che deriva dagli alimenti e dalla respirazione, che produce il sangue impegnato, a sua volta, ad alimentare tutto il corpo.

L'insieme della quintessenza anteriore e posteriore produce quello che noi chiamiamo il fenotipo e cioè: l'espressione morfologica e funzionale individuale delle caratteristiche genetiche, una volta messe in relazione con il mondo esterno.

Infine, si parla di energia ancestrale o quintessenza del rene. Si muove nel corpo attraverso i cosiddetti meridiani curiosi o straordinari di cui riparleremo più avanti. Governa nascita, crescita e riproduzione dell'uomo e della donna.

Ha una duplice natura ereditaria e di trasformazione dell'energia esterna attraverso l'alimentazione. È di fondamentale importanza per poter agire indirettamente sull'energia innata che non è modificabile direttamente, ma lo è di riflesso attraverso, appunto, l'energia acquisita.

Lo Shen, ossia il mentale, lo psichismo, è l'insieme delle sensazioni coscienti non fisiche. È energia che permette l'autocoscienza ed è legata al cuore e al sangue e quindi, anche al mantenimento della vita.

Può sembrare strano che il cuore governi lo psichismo o il mentale attraverso il sangue, ma alla luce delle conoscenze più moderne e funzionali della PNEI di cui abbiamo trattato poco sopra, si comprende come il nostro corpo, essendo il sistema integrato che la PNEI stessa descrive, abbia nel sangue uno dei principali mezzi di distribuzione delle informazioni che regolano il funzionamento degli organi interni.

Poiché oltre il 20% della dell'intera circolazione viene impegnata dal solo cervello che genera risposte coscienti – *per esempio di movimento* – e incoscienti, come le risposte immunitarie o endocrine, cioè di tipo ormonale, ecco dunque che il sangue assume un ruolo prioritario per l'attività mentale anche nei parametri della medicina occidentale.

Scuola Naturalista
(*Principio dello Yin e dello Yang e Principio dei cinque movimenti*)

La scuola naturalista è contemporanea alla quella taoista e applica il principio dello yin e dello yang come metodo conoscitivo e interpretativo della realtà.

Non si tratta di un concetto nuovo, anzi, si trovano tracce di questi due simboli risalenti già al 2800 a. C., eppure, si giunge a una sintesi articolata – e collegata alla medicina – di tutte le sue componenti proprio grazie a questa scuola.

I due termini indicano opposti senza attribuire loro connotazioni di valore.

Gli opposti presentano una mutua interdipendenza e variano anche in base al punto di vista dal quale si osservano. Questo concetto di relatività molto antico in relazione alla medicina tradizionale cinese, è stato acquisito anche dalla scienza occidentale in tempi decisamente più moderni, riguardo al continuo dinamismo tra materia ed energia.

La ruota del dao è l'immagine che tutti ben conosciamo e che rappresenta la circolazione tra yin e yang, dove i puntini centrali in ogni metà stanno a indicare che al massimo di ognuno degli elementi è già presente l'embrione dell'elemento opposto.

Yin è *freddo, inattivo, oscurità, femminile, luna, terra.*

Yang è *caldo, attivo, luce, maschile, sole, cielo.*

Se decidiamo di prendere in considerazione particolari punti di vista, possiamo scoprire come gli opposti siano assolutamente dinamici.

Infatti, possiamo dire che l'uomo è yang rispetto alla donna prendendo in esame l'altezza e la forza che generalmente sono superiori nell'uomo.

Tuttavia, prendendo il considerazione longevità e resistenza, l'uomo diventa yin rispetto alla donna che presenta queste caratteristiche molto più accentuate e dunque, diventa yang.

La teoria yin-yang nella scienza medica cinese ci dice che *la salute è la continua tensione verso l'armonia tra questi due elementi che strutturano il nostro organismo.*

Sempre la scuola naturalista portò al perfezionamento della teoria dei cinque movimenti che sono alla base dello sviluppo della fisiologia, della patologia e della terapeutica della medicina tradizionale cinese.

Si tratta di una teoria posteriore a quella dello yin e dello yang, poiché regola la loro trasformazione ininterrotta nel tempo e nello spazio prima, nel nostro organismo poi.

I cinque movimenti avvengono all'interno di cinque fasi principali che sono **Legno, Fuoco, Terra, Metallo, Acqua**.

Il movimento è il passaggio da uno stato all'altro.

Dal legno il fuoco, dal fuoco la terra, dalla terra il metallo, dal metallo l'acqua, dall'acqua il legno.

In riferimento alla ruota del dao, il fuoco è al massimo dello yang e l'acqua è al massimo dello yin. Il legno segna il passaggio tra yin e yang, mentre il metallo segna il passaggio tra yang e yin.

Al centro è posta la terra e si posiziona l'osservatore che ha il sole davanti e stabilisce l'orientamento nello spazio: il fuoco è in alto ed è il sud, nonché l'estate; il metallo è a destra ed è l'ovest, nonché autunno; l'acqua è in basso ed è il nord, nonché l'inverno; il legno è a sinistra ed è l'est, nonché la primavera.

Oltre al tempo e allo spazio, esistono altre corrispondenze dei cinque movimenti alle energie cosmiche, ai colori e sapori, agli organi, tessuti e visceri. Vediamole.

Legno: vento – verde, acido – fegato, tessuto muscolare, vescicola biliare.

Fuoco: calore – rosso, amaro – cuore, tessuto della circolazione del cuore, intestino tenue.

Terra: umidità – giallo, dolce – stomaco, tessuto connettivo e interstiziale, milza-pancreas.

Metallo: secchezza – bianco, piccante – polmone, tessuto cutaneo, grosso intestino.

Acqua: freddo – nero, salato – rene, tessuto osseo, vescica.

È importante ricordare ancora una volta che, secondo questa teoria, niente è assoluto e tutto è relativo rispetto a qualcos'altro.

Niente è soltanto yin o soltanto yang, ma tutto è yin o yang a seconda del punto di riferimento, come abbiamo visto prima nell'esempio dell'uomo e della donna che risultano yin o yang l'uno rispetto all'altra, a seconda delle caratteristiche prese in esame.

	Yang Fuoco Alto Sud Estate	
Legno Yin → Yang Sinistra Est Primavera	T e r r a Osservatore	Metallo Yang → Yin Destra Ovest Autunno
	Yin Acqua Basso Nord Inverno	

Veniamo ora al principio di Organi Visceri e Meridiani.

Nella medicina tradizionale cinese, l'energia scorre all'interno del corpo grazie a un complesso sistema di canali o meridiani.

La mappa di questi canali è stata tracciata grazie a una millenaria sperimentazione clinica. Si tratta di una rete energetica non visibile che ha tratti in comune con le reti di comunicazione fisicamente presenti e indagabili con la medicina occidentale.

Tutti gli organi, i visceri e le parti del corpo sono collegati secondo un legame che va da alto a basso, da posteriore ad anteriore, da destra a sinistra, da interno a esterno.

I meridiani energetici sono anche un collegamento tra l'energia del corpo e le energie cosmiche. Sono una protezione dagli agenti patogeni e dalla loro energia cosmica patogena.

Svolgono una funzione trofica, cioè di nutrimento e di apporto energetico per i tessuti, gli organi e i visceri a essi collegati. Si distinguono i meridiani principali, i meridiani secondari e i meridiani curiosi o straordinari.

I meridiani principali costituiscono lo scheletro portante e sono dodici: sei yin e sei yang.

I meridiani secondari sono più superficiali, si suddividono in tre sottoinsiemi e hanno il compito di combattere gli attacchi dei patogeni esterni e di nutrire i tessuti più esterni.

I meridiani curiosi o straordinari sono otto, quattro di prima generazione e quattro di seconda generazione. Costituiscono una rete energetica separata. Hanno il compito di assorbire eventuali eccessi energetici o di fornire energia di riserva, in caso ce ne fosse necessità.

Tutta la rete dei meridiani partecipa all'embriogenesi, cioè alla formazione e allo sviluppo dell'embrione con i vari organi e apparati.

Inizialmente i meridiani curiosi la guidano dall'interno, poi i meridiani secondari creano il collegano con l'esterno e infine, i meridiani principali collegano gli organi e i visceri una volta che si sono formati.

È estremamente interessante osservare che le ipotesi sull'embriologia, formulate dalla scienza medica cinese trovano una precisa corrispondenza con quanto osservato duemila anni più tardi dalle indagini dell'embriologia occidentale.

Al momento dell'approccio con il paziente, sono diversi gli aspetti che vengono presi in considerazione dal medico cinese: dallo stato energetico generale del corpo attraverso la rilevazione del polso – una tecnica diagnostica che richiede grande sensibilità ed esperienza – all'esame degli occhi, del colorito, dell'aspetto della cute, dei capelli, dei peli, delle unghie, della lingua. Il paziente viene auscultato, interrogato e viene effettuata la palpazione.

Vorrei fare un'ultima osservazione sulla farmacopea cinese che raccoglie preparati basati su ricette di origine antichissima, tuttora di uso quotidiano.

Tali farmaci possono vantare una sperimentazione clinica di secoli che ha portato al raggiungimento di risultati ottimali e alla capacità di ridurre e contenere al meglio gli eventuali effetti collaterali.

Lo scopo è sempre quello di riequilibrare l'intero sistema *che ha manifestato lo squilibrio attraverso un determinato sintomo* e non quello di sopprimere il sintomo di per sé.

Come abbiamo potuto osservare, la medicina tradizionale cinese, attraverso tutte le varie tecniche che il medico ha a disposizione, si occupa del terreno sul quale si è sviluppata la malattia e di come mantenere sano il terreno stesso: **è dunque preventiva, costituzionale e solo di rado sintomatica.**

Si tenga infine presente che in Italia l'esercizio dell'agopuntura è riservato ai medici chirurghi ed odontoiatri in possesso dell'abilitazione alla professione.

Nel maggio 2002 la FNOMCeO – Federazione Nazionale degli Ordini dei Medici Chirurghi e degli Odontoiatri – ha ribadito che l'agopuntura e la medicina cinese sono atto medico in quanto solo il medico abilitato, secondo scienza e coscienza e sotto la propria responsabilità, è in grado di istituire una diagnosi, formulare una prognosi e prescrivere una terapia, valutandone rischi e benefici, comparandoli con quelli di altre metodiche terapeutiche della medicina occidentale.

Qui di seguito, le interviste al *dottor Lucio Sotte* e al *dottor Gabriele Bovina.*

Intervista al **dottor Lucio Sotte**

Presidente della Società Italiana di Farmacologia Cinese 1992-99 e di quella Cinese di Canton, dal 1997 al 2008 è stato Consigliere e Tesoriere della F.I.S.A. (Federazione Italiana delle Società di Agopuntura).

Dirige il Dipartimento di Farmacologia Cinese Clinica dell'AMAB (Associazione Medici Agopuntori di Bologna) - Scuola Italo Cinese di Agopuntura. Attualmente svolge la sua attività professionale di Agopuntura, Farmacologia, Massaggio, Dietetica e Ginnastica Medica Cinesi a Civitanova Marche (dove ha anche attivato dal 1981 presso le strutture di Analgesia del SSN il primo ambulatorio pubblico italiano di agopuntura, attivo per oltre 20 anni fino al 2003) a Macerata, a Fermo-Porto S.Giorgio e a MonteGiorgio.

Tiene lezioni e seminari di agopuntura presso molte Scuole ed Università italiane ed è responsabile dell'Aggiornamento Corsi e Docenti e del Dipartimento di Farmacologia Cinese della Scuola Italo Cinese dell'AMAB di Bologna.

È autore di centinaia di articoli comparsi sulle riviste mediche nazionali ed internazionali e di oltre 40 volumi di medicina cinese editi in Italia, Inghilterra, Spagna e Romania.

È direttore della Rivista Italiana di Medicina Tradizionale Cinese (1990-2008) che è anche l'edizione italiana del Journal of TCM organo dell'Accademia di Medicina Tradizionale Cinese di Pechino, dal 1998 è membro dell'International Editorial Board di Clinical Acupuncture & Oriental Medicine edito negli U.S.A. e dell'International Board del Journal of Integrative Medicine (edito a Shanghai, Cina) e del Journal of Traditional Chinese Medicine (edito a Pechino, Cina).

Attualmente svolge l'attività di direttore della rivista Olos e Logos: Dialoghi di Medicina Integrata.

D. Desidera fare un'introduzione a questa intervista?

R. No, procediamo pure.

D. Ha deciso di integrare i suoi studi di quella che indichiamo come medicina occidentale con una disciplina olistica orientale. Che cosa l'ha portata a introdurre questi ulteriori elementi di approfondimento?

R. Ho iniziato la mia carriera professionale nell'ambito dell'anestesia, analgesia e rianimazione e ricordo molto bene che il mio interesse per l'agopuntura è nato perché avevo sentito dire che l'agopuntura si potesse usare in ambito anestesiologico, come poi in realtà ho fatto. Ho eseguito degli interventi chirurgici – soprattutto tonsillectomie – in agopuntura, ma poi, ho pensato che ne valesse la pena, perché la nostra medicina era in grado di trattare – e io mi interessavo di rianimazione, quindi di terapia intensiva – patologie estremamente gravi ed era in grado di affrontare queste patologie con armi molto raffinate, ma contemporaneamente, la nostra medicina non era in grado di affrontare patologie apparentemente meno importanti, ma comunque estremamente dolenti per i pazienti.

Faccio un esempio: moltissima gente soffre di cefalea e, nonostante tutte le terapie della medicina occidentale, continua ad avere attacchi di mal di testa. E questo è il motivo per cui, all'inizio, ho pensato che potesse valer la pena di interessarsi anche di un'altra medicina, che potesse affrontare anche queste altre patologie, come poi, in realtà, ho verificato nel corso della mia pratica clinica negli ultimi quarant'anni.

D. Come presenterebbe questa disciplina, per essere sicuro di essere compreso anche da qualcuno che non ne sa nulla?

R. Questa disciplina, ovviamente, è il frutto della cultura cinese, della civiltà cinese, così come la nostra medicina è il frutto della cultura occidentale e della civiltà occidentale. La civiltà occidentale e la civiltà cinese guardano l'uomo in maniera completamente differente l'una dall'altra. E perché questo accade? Perché, **in realtà, si fondano su metodi diversi di osservazione del reale.**

La nostra civiltà considera la realtà come un'aggregazione di atomi, essendo l'atomo quello che dice questa parola dal greco a-tomos: qualcosa che non può essere ulteriormente diviso. E dunque, una volta che io sono riuscito a conoscere l'atomo – quest'atomo che in realtà poi, ci sfugge sempre di più, perché più andiamo nel piccolo e più troviamo che c'è qualche altra cosa da conoscere – pur tuttavia, una volta conosciuto l'atomo, questo è il nostro modo di pensare, noi abbiamo conosciuto il reale, perché il reale è un aggregato di atomi.

Per questo motivo, noi utilizziamo l'analisi e l'analisi non è nient'altro che separare, tagliare la realtà, affettare la realtà, per arrivare a conoscere l'ultimo elemento conoscibile: l'**atomo**.

La cultura cinese affronta il reale in maniera completamente diversa e un esempio di come questa cultura affronti il reale, in maniera differente, è la scrittura attraverso la quale la cultura cinese si esprime: la scrittura ideografica.

Cerco di spiegare in due parole in che cosa consiste questa modalità di scrittura. In primo luogo, la scrittura ideografica parte da pittogrammi, cioè da disegni che riproducono il reale. Io posso disegnare una casa, una montagna, un uomo, una donna, posso disegnare degli oggetti. Ma come faccio a disegnare dei concetti?

I cinesi usano un metodo molto semplice: accostano ideogrammi, pittogrammi di due oggetti e dal reciproco rapporto tra questi due oggetti, descrivono il concetto.

Faccio un esempio. Ān – pace – in cinese si scrive mettendo sopra, un tetto, che indica una casa e sotto, una donna, perché evidentemente, nell'antica cultura cinese che ideò questo ideogramma, la donna che conservava il focolare domestico era l'esempio più eclatante di pace.

Oppure Ming – la dinastia Ming – significa brillantezza, magnificenza. Ming non è nient'altro che l'ideogramma del sole e quello della luna messi uno accanto all'altro: il massimo della luce del giorno e il massimo della luce della notte.

Ma l'ideogramma cinese Ān ha una trentina di significati. Può significare pace, ma può significare anche pacifico, sicuro. È un aggettivo o un sostantivo, può essere anche un verbo e addirittura, ān viene indicato per descrivere l'ampere – questo per assonanza.

E dunque, quando noi troviamo ān all'interno di una frase, sarà un verbo, un aggettivo, un sostantivo, sarà sicuro, sarà tranquillo, sarà tranquillità, tranquillizzare o significherà ampere?

Lo capiamo dagli ideogrammi che precedono e dagli ideogrammi che seguono. Come dire che il contesto dà significato al singolo ideogramma.

Dunque, la scrittura cinese è una scrittura relazionale e la cultura cinese è una cultura relazionale e dunque, la medicina cinese, a differenza di quella occidentale, **descrive l'uomo in relazione con l'ambiente**.

Descrive l'uomo descrivendo le relazioni che esistono tra i suoi organi, i visceri, gli apparati, i tessuti: **è una cultura dunque dell'insieme, della globalità.** La nostra tende al particolare, la cultura cinese, la medicina cinese, tende invece a considerare sempre l'uomo come una unità indivisibile. Questa è la differenza tra medicina cinese e medicina occidentale.

D. Se ci sono diverse scuole o correnti di questa disciplina, opera seguendone una in particolare?

R. Diciamo che io mi interesso di medicina tradizionale cinese, nel senso più tradizionale che esista e cioè: **l'antica medicina cinese**.

Mi interesso di medicina cinese nel senso tradizionale. Tradizionale significa che **l'antica medicina cinese si fonda su testi molti antichi** che non hanno perso, ovviamente, il loro valore, che lo conservano fino ad oggi e su concetti che appartengono alla medicina cinese da migliaia di anni.

Per esempio, il concetto, la teoria Yin-Yang. Che cos'è la teoria Yin-Yang? Non è nient'altro che l'idea che tutto ciò che esiste sia una trasformazione reciproca di due elementi complementari ed opposti, la cui reciproca trasformazione dà origine al reale.

Se volessimo fare una trasposizione in termini fisici occidentali della teoria Yin-Yang, dovremmo pensare all'equazione di Einstein, che dice che il reale è uguale a $E=mc^2$: l'energia è uguale alla massa, moltiplicata per il quadrato della velocità della luce.

Quindi: non esistono né la massa, né l'energia, ma **ciò che esiste, in realtà, è la continua trasformazione dell'una nell'altra.**

Questo dà l'idea di come la medicina cinese, antichissima, sia contemporaneamente estremamente moderna nelle sue realizzazioni.

Diciamo dunque che mi interesso di medicina cinese, a partire proprio dalla tradizione medica antica, ma questa tradizione medica antica si confronta sempre di più col mondo moderno.

E si confronta col mondo moderno nei vari suoi aspetti, perché la medicina cinese ha una disciplina che riguarda l'impostazione generale del paziente, ma poi, dal punto di vista terapeutico, ha varie modalità di terapia.

Quella che noi conosciamo di più in occidente è l'agopuntura, ma non esiste solo l'agopuntura: esistono altre tecniche di terapia esterne – *per esempio il massaggio*, la **fisiokinesiterapia**

– *esistono tecniche interne* – per esempio la **farmacologia**, la **dietetica** –

ed esistono le cosiddette tecniche *né interne, né esterne* – per esempio le **ginnastiche mediche**.

Queste discipline stanno andando incontro a un nuovo momento di *"trasformazione"*, così com'è avvenuto spesso nella lunga storia della medicina cinese e questo momento di trasformazione è dato dall'incontro di queste discipline con la biomedicina, con la medicina occidentale.

È un incontro estremamente fruttuoso, estremamente interessante: proprio perché queste due medicine, affrontano il reale con due ottiche diverse, hanno la possibilità di integrarsi in maniera molto, molto importante.

D. Integra i suoi studi di medicina occidentale con altre discipline oltre che alla medicina tradizionale cinese?

R. Direi che i miei studi di medicina cinese mi hanno portato, come ho cercato di descrivere fino adesso, a interessarmi di tutti gli argomenti della medicina cinese, quindi non solo l'agopuntura, ma anche il massaggio, la dietetica, la farmacologia cinese.

C'è così tanto da studiare e così tanto da sapere di medicina cinese – se la si vuol conoscere approfonditamente – che veramente non c'è tempo di affrontare altri argomenti.

Quindi: *mi dedico alla medicina cinese nella sua integrazione globale con la medicina occidentale*.

D. Ritiene che la medicina naturale sia stata sottovalutata nel processo che ha portato allo sviluppo del corpus della medicina allopatica?

R. Direi che, in questo momento, stiamo cercando di recuperare quello che abbiamo perso negli scorsi due o tre secoli, perché in realtà, la nostra medicina è una medicina molto moderna.

La nostra medicina nasce tra l'Ottocento e il Novecento anche se, ovviamente, i suoi fondamenti sono i fondamenti della nostra antica filosofia e del nostro antico modo di vedere il reale.

La nostra medicina nasce dal credo cartesiano: *cogito, ergo sum* (penso, dunque sono) dunque, c'è una netta separazione tra il mentale e l'organico.

Anche all'interno del nostro organismo.

Il nostro organismo è stato, a suo tempo, diviso in due aspetti: **un aspetto psichico e un aspetto organico.**

In questo momento, si sta cercando di recuperare, invece, questa assoluta unità dell'individuo.

Certamente è difficile, perché una volta che si è diviso lo psichico dall'organico, è difficile rimettere insieme questi due aspetti.

Questo forse è uno degli ambiti in cui il rapporto tra medicina cinese e medicina occidentale può essere estremamente fruttuoso, perché in Cina, invece, questa divisione tra organico e psichico non è mai stata fatta e dunque, non essendo mai stata fatta, ogni elemento – come dire – ha due facce: da una parte l'aspetto organico e dall'altra l'aspetto psichico.

Ogni malattia, ogni costituzione, ogni terreno nell'ambito del quale la malattia si sviluppa è sempre l'esito di un rapporto tra questi due aspetti del nostro organismo.

Credo che questo sia uno degli ambiti migliori in cui è possibile ottenere una collaborazione tra queste due medicine e una loro vera integrazione.

D. Che cosa pensa della difficoltà che le tecniche alternative incontrano nell'essere presentate al grande pubblico?

R. La grande difficoltà è correlata semplicemente, da una parte, alla pretesa del mondo occidentale di avere – come dire – "la" visione del reale, l'unica possibile visione del reale.

E questa è una pretesa che noi abbiamo da tempo. Lo si vede anche da un punto di vista politico e di geopolitica, se vogliamo, ma questa pretesa ora si sta scontrando con altre realtà e con altre culture che hanno la stessa dignità della nostra cultura e che si sono sviluppate per millenni – penso alla civiltà indiana o a quella cinese.

Queste culture stanno riacquistando, in questo momento, il loro ruolo all'interno della realtà anche scientifica.

Su questo io faccio un esempio che è abbastanza eclatante. Noi abbiamo iniziato a utilizzare i numeri cosiddetti arabi, che poi in realtà erano numeri indiani e quindi, la nostra matematica non nasce in occidente: la nostra matematica nasce altrove e attraverso questo connubio, questa contaminazione con il mondo arabo siamo riusciti a sviluppare anche la nostra scienza.

Questo processo di contaminazione deve continuare ad avvenire. Purtroppo, qualche volta la pretesa del nostro mondo occidentale è quella di bastare a se stesso. Non è sufficiente in questo momento.

D. Mi pare di vedere che la medicina allopatica sia a un punto critico. Da una parte si è giunti a una iperspecializzazione che suddivide l'essere umano in apparati e organi a sé stanti; dall'altra si ha una generalizzazione di protocolli che azzerano le differenze individuali di organismi unici e complessi quali sono gli esseri umani. Che cosa ne pensa?

R. Penso che questo sia il più grande limite che ha la nostra medicina, che stia tentando di recuperare, che però sia soltanto all'inizio di un cammino che dovrà percorrere.

Io faccio un esempio che mi succede tutti i giorni: mi arrivano spessissimo pazienti i quali, avendo patologie di vario genere – sono persone anziane – si sono rivolti a vari specialisti, per trattare le loro specifiche patologie.

Quindi sono andati dall'otorino, perché hanno problemi nell'ambito della sfera otorinolaringoiatrica; dall'urologo, perché nel frattempo hanno, se sono di sesso maschile, problemi di prostata; poi sono andati dal gastroenterologo, perché nel frattempo soffrono di stitichezza e di colon irritabile; e poi dallo pneumologo e dal cardiologo, per trattare problemi respiratori e problemi di cuore.

Stanno facendo le terapie che ognuno di questi specialisti ha consigliato, mettendo insieme decine e decine di prodotti, i quali, tra l'altro, **spesso interagiscono tra loro in maniera negativa.**

Questo è il grossissimo limite della nostra medicina.

Io credo che il recupero della medicina di base, nell'ambito della medicina occidentale, consista anche proprio nel tentativo di ridare unità alle varie terapie mediche che vengono consigliate dai vari specialisti.

In medicina cinese questo problema c'è molto meno. Non dico che non esista, ma certamente c'è molto meno, proprio per la visione unitaria, lo sguardo unitario che questa medicina ha nei confronti dell'organismo umano.

D. Secondo lei, si può riscontrare un pregiudizio a doppio senso che impedisce alle due parti di collaborare apertamente e costituire una nuova metodologia che reintroduce la natura, oltre alla chimica?

Che torna a guardare anche indietro, alle origini e non soltanto in avanti all'ingegneria e alla bionica? Quali osservazioni vuole condividere in merito?

R. Credo che questo sia un percorso che sta iniziando e dunque, è possibile che possa essere incrementato e portato avanti sempre di più. Vale, per esempio, nell'ambito della fitoterapia.

La nostra medicina sta iniziando ad affrontare la fitoterapia parlando del cosiddetto fitocomplesso e cioè: non prendendo in considerazione solo i singoli principi attivi, che sono contenuti all'interno delle varie piante, ma prendendo in considerazione l'intera costituzione biochimica della pianta stessa.

Questo principio è particolarmente vero per quanto riguarda soprattutto la farmacologia cinese che, non solo valorizza il fitocomplesso della singola pianta, ma non esiste una ricetta cinese che sia fatta da un solo rimedio.

Le ricette cinesi spessissimo mettono insieme sei, sette, otto, dieci, dodici rimedi medicinali ognuno dei quali svolge un ruolo particolare all'interno della formula stessa.

Il che significa complicare ulteriormente, perché mettere insieme dieci erbe medicinali significa – come dire – moltiplicare il numero dei principi attivi che debbono essere seguiti all'interno del nostro organismo, ma questa è la costante : vedere e confrontarsi con realtà molto complesse e molto diverse.

Questo procedimento insomma, questo modo di procedere della nostra medicina si sta piano, piano interessando sempre di più di questo aspetto.

Credo che questa sia la strada giusta per confrontarsi anche con la medicina cinese.

D. Quale messaggio vuole lasciare a chi legge? Che cosa vorrebbe portare come punto di vista e di svolta a conclusione di questa intervista?

R. Guardi, il messaggio che voglio lanciare è precisamente la conseguenza di quel che ho detto fino adesso.

Io mi stupisco tutte le volte che visito un paziente e affronto la sua patologia, del piacere che ho nell'osservarlo prima, nell'ottica della medicina occidentale, perché non mi sono mai dimenticato di essermi laureato in medicina occidentale e poi, nell'ottica della medicina tradizionale cinese.

E mi rendo conto che questo raffronto contemporaneo, con due ottiche diverse, **permette a me di avere uno sguardo contemporaneamente analitico** – *così come mi suggerisce la medicina occidentale* – e sintetico – così come mi suggerisce la medicina cinese.

Questo è vero dal punto di vista medico, ma è altrettanto vero dal punto di vista – se volgiamo – culturale e se vogliamo, anche dal punto di vista umano.

L'incontro e il confronto con la cultura cinese sono stati per me una grandissima occasione di rendermi conto del fatto che esistono altre culture, che queste altre culture hanno una dignità pari alla nostra – se non addirittura superiore – e che **dal confronto nasce sempre qualcosa di buono**.

D. C'è un'immagine che secondo lei può essere considerata rappresentativa di questa disciplina, della medicina tradizionale cinese in particolare?

R. Se parliamo d'immagine, certamente l'immagine è quella della trasformazione Yin-Yang. È dappertutto, ma spesso assai poco compresa. Quindi, oltre all'immagine bisognerebbe dare all'immagine anche una spiegazione.

Contatti:

dott. Lucio Sotte - Medico Chirurgo

Corso Garibaldi 160 - Civitanova Marche
0733770654

www.luciosotte.it
luciosotte@gmail.com
info@luciosotte.it

Intervista al **dottor Gabriele Bovina**

Medico – Agopuntore – Psicoterapeuta.

Laureato in Medicina e Chirurgia nel 2003, si forma successivamente per diventare esperto in agopuntura e poi ancora in Medicina Tradizionale Cinese.

Del 2009 è il Master di II livello in integrazione tra Medicina Occidentale e Medicina Cinese.

2009-2010 Certificate in Toyohari System of Acupuncture.

2014 Master in Problem Solving, Comunicazione e Coaching Strategico. 2015-2019 Specializzazione in Psicoterapia Breve Strategica.

Nel suo sito si presenta così: *"Nel mio lavoro aiuto le persone che si rivolgono a me a fare qualche passo in più lungo la via della guarigione, della salute e del benessere.*
Organizzo e partecipo ad eventi divulgativi sui temi della salute e del benessere fisici e psichici.
Sono convinto che la qualità del servizio che posso dare dipende da quello che costantemente imparo leggendo libri, frequentando corsi ed aggiornamenti.
Tuttavia, se non mi confrontassi con le persone su quali siano veramente i loro bisogni finirei per offrire un servizio che non serve a nessuno."

D. Desidera fare un'introduzione a questa intervista?

R. No, procediamo pure.

D. Ha deciso di integrare i suoi studi di quella che indichiamo come medicina occidentale con una disciplina olistica orientale. **Che cosa l'ha portata a introdurre questi ulteriori elementi di approfondimento?**

R. Semplicemente, c'erano dei problemi di salute cui ero molto – *come dire* – legato.

Potremmo dire che ogni medico ha un suo pallino, e cioè, quello di risolvere certi problemi di salute.

Molti medici hanno dei pallini e per il mio in particolare non c'era una risposta nella medicina occidentale.

Potremmo dire che il mio pallino erano i dolori di ossa, muscoli e articolazioni e per i dolori di ossa, muscoli e articolazioni, in medicina occidentale non mi sembrava ci fosse un granché.

È proprio una percezione nata in me già nell'ultimo anno di università e quindi terminai l'università un po' *con l'amaro in bocca*: **mancava qualcosa.**

Poi, ho avuto la fortuna di avere un paio di anni abbastanza liberi, nel senso che sia il corso di specializzazione in reumatologia cui ero interessato, sia il corso di medicina generale che un po' mi incuriosiva non iniziavano e bisognava aspettare un po', ho avuto modo di iscrivermi a una scuola di medicina tradizionale cinese.

Sapevo, infatti, che in agopuntura c'erano risultati interessanti nei dolori di ossa, muscoli e articolazioni, e quindi, effettivamente ho avuto modo di approfondire l'agopuntura e la medicina cinese un po' prima che le specialità riaprissero, fino al punto che, quando ho superato il concorso per le specialità che mi interessavano, in realtà ho poi rifiutato, perché mi interessava molto di più approfondire la medicina cinese e avere proprio tempo e disponibilità per farla bene.

È stata dunque un'esigenza molto concreta. Ecco.

Ho scoperto dopo che cosa c'era: all'inizio per me era una possibilità interessante per risolvere un problema che altrimenti non riuscivo a risolvere.

D. Come presenterebbe questa disciplina per essere sicuro di essere compreso anche da qualcuno che non ne sa nulla?

R. Quale disciplina, esattamente? Perché nel mio caso, le possibilità sono sempre due: la prima è quella di presentare la medicina cinese e la seconda è quella di presentare l'agopuntura.

Nel senso che, se dovessi presentare **l'agopuntura**, la presenterei come una *tecnica che consiste nello stimolare la superficie del corpo per regolarne le funzioni sia fisiche, che psicofisiche.*

Se, invece, dovessi presentare la **medicina cinese**, direi che è *una medicina che si propone di ristabilire l'equilibrio psicofisico nella persona, affinché il corpo e la mente ritornati in equilibrio, risolvano i sintomi.*

La presentazione è doppia perché, se presento la tecnica, si apre a una presentazione – *e questa è una cosa interessante* – che ci fa riflettere sul fatto che l'agopuntura possa essere una tecnica anche autonoma, diciamo, dal costrutto della medicina cinese e la presento in un modo che ne valorizza anche la sua autonomia.

Anche perché ci sono tracce, diciamo così, di agopuntura – o comunque di pratiche mediche in cui **si stimola il corpo in superficie per influenzarne le funzioni** – anche in altre medicine.

Ad esempio, la coppettazione è una tecnica a u s i l i a r i a, c h i a m a t a c o m p l e m e n t a r e dell'agopuntura, chiamata poi così da noi, qui in occidente, che ha manifestazione di sé in tanti stati europei, in Turchia, in Medio Oriente e quindi lì l'idea è: **io agisco sulla superficie per influenzare il funzionamento interno.**

Ma anche di agopuntura ci sono prove pure in Italia. Per esempio, in Liguria c'era questo monastero dove i monaci stimolavano punti dell'orecchio, per influenzare le funzioni del corpo. E così via.

D. Se ci sono diverse scuole o correnti di questa disciplina – e possiamo di nuovo parlare sia della medicina cinese, sia dell'agopuntura – opera seguendone una in particolare?

R. Le diverse correnti ci sono. Tante anche. Tante, tante. Ci sono state storicamente e ci sono nel presente.

Sia correnti di agopuntura, sia correnti di medicina cinese.

Partendo dalla medicina cinese, ci sono più correnti perché è nella prospettiva della medicina cinese stessa o nella prospettiva scientifico-empirica cinese: *ci sono sempre tre modi per fare la stessa cosa.*

E quindi ci sono comunque da sempre tre grandi correnti.

Restando nell'immaginario orientale, potremmo dire la corrente **Yang**, la corrente **Yin** e la corrente **Yin-Yang**.

Quindi una corrente **Yin** potremmo dire che **propone di risolvere i problemi nutrendoli**;

una corrente **Yang** che dice di risolvere i problemi, diciamo così, **muovendoli** e una corrente **Yin-Yang** che dice di usare **un po' dell'uno e un po' dell'altro**.

E questa situazione è storica, è così da sempre.

Oggi, diciamo, è un po' meno diffuso questo, perché dal '52, nel contesto della rivoluzione culturale, la medicina cinese è stata prima bandita e poi riabilitata, diciamo così.

In Cina è stata sostenuta una modalità che fosse abbastanza unica, universale, ecco, e si è quindi perso il valore delle diverse scuole.

Però, ancora di questo c'è traccia, quantomeno nel resto del mondo.

Nel senso che abbiamo una medicina cinese in Cina e tante sue declinazione anche solo negli stati adiacenti: in Corea del sud, in Giappone, negli stati indocinesi e poi in California e in generale negli Stati Uniti dove sono emigrati tanti maestri in passato, e così via.

Tutti ricalcano però queste modalità **Yin, Yang e Yin-Yang.**

In agopuntura, c'è anche di più, nel senso che la tecnica dell'agopuntura ha avuto delle sue declinazioni, si dice oggi, alla luce dell'anatomia e della fisiologia occidentali.

Esistono scuole di agopuntura che da un certo punto di vista si sono, come dire, affrancate da tutto il linguaggio tipicamente medico cinese: Yin, Yang, energia, sangue, organi, meridiani e che si propongono sempre di stimolare la superficie del corpo per influenzarne le funzioni interne, in base a principi di tipo, potremmo dire, anatomo-fisiologico occidentale.

Io seguo una di queste? Sicuramente sono stato molto influenzato dai maestri anche giapponesi che ho potuto frequentare, per cui il mio stile di agopuntura è spesso molto diverso da quello di un agopuntore tipico italiano, dove invece tende a prevalere l'agopuntura in stile più MTC (Medicina Tradizionale Cinese n. d. a.) quindi cinese, oppure un'agopuntura più, diciamo, western (occidentale n. d. a.).

Però, diciamo che **uso più spesso una scuola Yin-Yang,** in cui si dà uno spunto anche su diversi stili, non diniego anche il sovrapporre o mescolare stili.

D. Integra questa disciplina con altre?

R. Diciamo che la parola 'integra' non mi si addice. Non integro mai le cose: **le affianco.**

Mi riferisco a come viene utilizzato oggi il concetto di 'integrare' in medicina, dove l'uso che se ne fa intende che la medicina occidentale è il punto di riferimento e le altre medicine si integrano, appunto, come complementari, a completamento oppure come alternative quando la grande medicina non riesce. Ecco.

Nel mio caso è un affiancare, **quindi sì: ritengo di affiancare più cose. Sì.**

D. Ritiene che la medicina naturale sia stata sottovalutata nel processo che ha portato allo sviluppo del corpus della medicina allopatica?

Per dare una più precisa definizione a questa domanda, specifico che con medicina naturale intendo quella che si è sviluppata dalla conoscenza delle piante, dall'utilizzo di prodotti naturali e non chimici, non di sintesi, e in realtà questo vale anche per la storia della nostra medicina.

E con medicina allopatica, in generale, intendo quella che tende a curare attraverso il contrario e che non segue i principi di quella omeopatica che vuole curare il simile con il simile.

Ma soprattutto penso al concetto di aver abbandonato le sostanze naturali a favore di quelle di sintesi.

Naturalmente, può anche rispondere seguendo diverse interpretazioni della stessa domanda.

R. Senza la ridefinizione dei termini della domanda, sarebbe stato molto difficile rispondere, perché i due termini, **"allopatico"** e **"naturale"**, sono molto svianti e spesso intesi in modi diversi da persone diverse.

La seconda formulazione, dal mio punto di vista, la cambia completamente e parlare delle diverse interpretazioni possibili porterebbe a una conversazione molto lunga.

Per tornare alla domanda, posso dire che sicuramente fu per me un'esperienza estremamente interessante quando entrai per la prima volta in una farmacia cinese: **una farmacia, in Cina, di erboristeria o di farmacologia cinese**.

O comunque, l'esperienza cinese in cui si trovano fianco a fianco un ospedale di western medicine (medicina occidentale n. d. a.) e un ospedale di chinese medicine (medicina cinese n. d. a.);

oppure una farmacia di western medicine e una farmacia di chinese medicine e semplicemente, rendersi conto di avere davanti due realtà: quella di western medicine è una realtà a poche possibilità di scelta – *diciamo così* – in cui la storia della western medicine è un costante cercare di trovare ciò che è meglio e che sostituisca ciò che c'è adesso.

Quindi, la tecnica chirurgica migliore surclassa e definitivamente sostituisce, di solito, la tecnica precedente.

Nella storia della medicina occidentale è sempre stato così: il farmaco nuovo è più efficace e dal momento che è più efficace, surclassa definitivamente quello prima, perché nessuno può, nell'etica della medicina occidentale, utilizzare un farmaco che è meno efficace.

Quindi, ogni volta che arriva una cosa nuova, ci si perde tutto il resto.

Nella medicina naturale come descritta nella domanda – *descrizione che si addice alla chinese medicine* – invece questa cosa non c'è.

Le possibilità sono infinite, ecco. Testimone ne è il fatto che le case farmaceutiche occidentali hanno sempre grande curiosità per questa fabbrica infinita di possibilità terapeutiche che è, ad esempio, l'erboristeria cinese, nella quale si usano dieci, venti erbe contemporaneamente.

Già così le combinazioni sono molte e in più, di ogni erba si deve definire un dosaggio e così le combinazioni cominciano ad avvicinarsi non dico all'infinito, ma quasi.

La cosa interessante è vedere quando la casa farmaceutica arriva in Cina e sa che non può prendersi tutti quegli ingredienti, perché non si incastrano con la western medicine, quindi, deve cercare di trovare una, tra le venti erbe di una ricetta che funziona, prenderla e poi cercare dentro quell'erba una sostanza che sia commercializzabile e poi, finalmente, andare sul banco e vendere una cosa che, a quel punto, si comprende che ha perso quantomeno diciannove ventesimi della sua efficacia.

Quindi, non esprimo opinioni, ma mi piace fermarmi più che altro su questo aspetto, e cioè, sul fatto che **le due medicine esprimono, forse, l'esigenza dell'essere umano**.

Da una parte la western medicine che ha poche possibilità di scelta e questo è quello che serve in un momento di emergenza: chiarezza, perché non abbiamo infinite possibilità, abbiamo una cosa che funziona.

Boom! Questa! Non è che possiamo tutte le volte decidere.

Dall'altra parte, una medicina che mantiene intatta l'infinita potenzialità che si esprime, ad esempio, nella natura.

Del resto la medicina sintetica si ispira costantemente ad essa, ma con la *necessità di dover standardizzare, chiarire semplificare e rendere rapido un intervento terapeutico.*

D. Quindi in qualche modo, secondo lei la medicina naturale, secondo la medicina occidentale *è stata un po' abbandonata perché si cercava qualcosa di semplice, veloce, efficace, di efficiente?*

R. Sì, anche di protocollabile e grazie al fatto che è protocollabile è anche facilmente condivisibile e comunicabile tra operatori.

Anche tra operatori di cultura e di training (addestramento n. d. a.) diversi, ad esempio, il medico e l'infermiere. Oppure il medico specialista e un medico più generalista.

Questo è molto, molto potente nella storia della medicina occidentale.

La medicina cinese ha forse proprio in questo il suo limite storico, ma dal momento che ha in realtà una sua risorsa storica, poi non muore mai.

Perché sappiamo che storicamente l'uomo ha cercato spesso di affondare questo tipo di medicina, ma non ci riesce mai, perché quando poi c'è il problema che la medicina western – *o la medicina codificata* – non riesce a risolvere, **si va là cercando soluzioni, perché si sa che c'è un database** (banca dati n. d. a.) **infinito di opportunità.**

D. Che cosa pensa della difficoltà che le tecniche alternative incontrano nell'essere presentate al grande pubblico?

R. In realtà è un po' quello che abbiamo già detto, nel senso che la difficoltà sarà sempre questa, ma **non è una difficoltà: è normale che sia così.**

Vivere di emisfero destro, per come mi viene il paragone in questo momento, e cioè, con uno sguardo **"olistico"**, senza avere prima uno sguardo analitico che ti mette in salvo è molto pericoloso.

Quindi, potrei dire che quasi è nella natura delle cose che la medicina cinese non sia mai la prima medicina, che sia sempre la western medicine la prima medicina. Ecco.

Anche perché nella medicina cinese ci sono tante sfaccettature di western medicine dal punto di vista logico, e cioè la protocollazione, perché questa consente di offrire un servizio rapido nell'urgenza-emergenza che è buona parte della medicina.

Al tempo stesso, invece, in tutto ciò che è cronico e che non è più urgente-emergente e che dà al medico e al paziente il tempo, ecco che quando le prime soluzioni più da protocollo non funzionano, si tende spontaneamente ad andare all'altra medicina: quella con un po' più di possibilità di scelta.

Chiaro che il problema qual è?

È che poi, a dare troppa spinta alla western medicine, questa tende a mangiarsi tutto l'immaginario sia dei medici che dei pazienti.

E quindi il problema in occidente è che in questo momento, invece di avere una grande medicina al di sopra, con due sotto-medicine, c'è una delle due sotto-medicine che si è presa il posto sopra. Quindi anche l'immaginario risulta limitato.

Qui si dovrebbe parlare a lungo di che cosa sono, ad esempio, i fenomeni dei **M.U.S.** – Medically Unexplained Syntoms (*sintomi medicalmente inspiegabili* n. d. a.) – cioè di come l'occidente da decine di anni, stia cercando di rispondere ai sintomi che non rispondono alla medicina occidentale.

Come sta cercando di rispondere?

In due modi: da una parte, non facendo mai morire le altre medicine – *a dimostrazione del fatto che servono diverse idee, altri punti di vista* –

dall'altra, *sta cercando di protocollare anche i sintomi che non si risolvono*, ma non ce la fa mai.

Questo perché alcuni sintomi sono, per loro natura, espressione di una disfunzione multipla e quindi, si deve agire su più fronti contemporaneamente e questo, in western medicine non è mai possibile, perché la western medicine è la medicina dell'analisi e quindi, in analisi o il problema è A, o il problema è B. Aristotelico.

Non voglio rendere troppo complicata la conversazione, ma in realtà, per sua natura lo è.

Poi il fatto che storicamente questo sia stato impersonato dal tal politico o dal tal esponente di aziende farmaceutiche, che abbia ogni tanto messo il bastone tra le ruote eccetera, forse è vero, forse, ma è proprio nella natura delle due medicine il fatto che la grande medicina dovrebbe essere: western medicine sempre un attimo prima, per tutelarsi da urgenze-emergenze e chinese medicine subito dopo, perché una volta risolta l'urgenza-emergenza o quando non c'è proprio, la medicina con uno sguardo più ampio dovrebbe sempre prevalere. Ecco.

Noi non siamo capaci di questa alternanza, ma è un problema più di logica, un limite logico: **siamo aristotelici, punto.** Ma lo siamo funzionalmente, perché siamo in tanti e dobbiamo avere le idee chiare, altrimenti ci perdiamo.

D. A questa domanda ha già risposto, gliela pongo comunque per eventuali ulteriori osservazioni. Mi pare di vedere che la medicina allopatica sia a un punto critico.

Da una parte si è giunti a una iperspecializzazione che suddivide l'essere umano in apparati e organi a sé stanti; dall'altra, si ha una generalizzazione di protocolli che azzerano le differenze individuali di organismi unici e complessi quali sono gli esseri umani. Che cosa ne pensa?

R. Sì, devo dire di avere già in parte risposto.

Ripropongo semplicemente questo concetto: è così, ma non è così. Nel senso che potremmo chiederci se Cartesio abbia sbagliato o non abbia sbagliato.

Non ha mai sbagliato, nel senso che, semplificando l'essere umano, separando mente e corpo, dando momentaneamente la mente ai religiosi e tenendosi lui il corpo, ha improvvisamente aperto la possibilità che miliardi di persone fossero salvate.

Perché Cartesio semplificava per un momento il corpo umano e diceva: facciamo che questo, per un momento non sia un peccatore, facciamo che sia una mente e un corpo, che, in questo momento, ha un dolore in questa zona del fianco e quindi, ha l'appendicite acuta.

Quindi, anche se si diceva che si trattasse di un uomo che ogni tanto si comportava male, lui consentiva che anche un peccatore potesse essere operato di appendicite acuta.

Dico peccatore, perché? Perché prima, nella visione d'insieme, si era comunque già andati schematizzando l'essere umano.

Da essere umano libero era divenuto, diciamo, figlio di Dio e quindi, peccatore e quindi, prima di Cartesio, su chi si ammalava c'era sempre il sospetto che Dio in qualche modo non lo avesse sostenuto e che quindi si trattasse di un peccatore.

Questo aveva consentito alle religioni di essere grandi strumenti di diffusione anche di buoni costumi – *l'igiene, ad esempio* – e non per niente in molti testi religiosi si parla proprio di tante pratiche igieniche col risultato di aver salvato tante persone.

Cartesio cercò di eliminare la questione del peccatore perché impediva di salvare tutte le persone con l'appendicite acuta, perché, fino a prova contraria, erano cattivi uomini e cattive donne.

Inventando questo artifizio, secondo alcuni anche consapevolmente, separando il corpo dalla mente, ottenne il corpo, ottenne il permesso papale per le autopsie e così finalmente poté provare i casi di appendicite acuta.

Poté quindi concludere che quando qualcuno si presentava con dolore al fianco e la febbre, non fosse un peccatore, ma semplicemente una persona con l'appendicite acuta che poteva essere tolta per risolverla.

In questo momento non credo che ci sia una medicina western a un bivio. È sempre stato così, semplicemente, quello che possiamo aspettarci è che la medicina western non crolli, perché se no, sarebbe un disastro, ma piuttosto che alcuni problemi comincino a essere identificati, ad esempio, come problemi che necessitano di una visone olistica. Ecco.

E quindi, possono essere valutati secondo altri punti di vista.

D. Anche a questa domanda ha già risposto in parte.

Secondo lei, si può riscontrare un pregiudizio a doppio senso che impedisce alle due parti di collaborare apertamente e costituire una nuova metodologia che reintroduce la natura, oltre alla chimica?

Che torna a guardare anche indietro alle origine e non soltanto in avanti all'ingegneria e alla bionica? Quali osservazioni vuole condividere in merito?

R. Sì, non c'è un doppio pregiudizio. È più un limite proprio cerebrale, nel senso che abbiamo proprio un limite da un punto di vista di capacità di calcolo cerebrale.

Sostenere due cose che sono contemporaneamente vere, si chiama logica paraconsistente. Secondo questa logica le due medicine non sono né vere, né false: *sono entrambe parzialmente vere contemporaneamente.*

Cerebralmente parlando, per noi questo non è quasi mai possibile. Al semaforo o è verde, o è rosso e devi fermarti.

Noi dovremmo essere capaci di allenarci a vivere in contesti paraconsistenti, in cui è vera una cosa e anche l'altra contemporaneamente.

Naturalmente, dovrebbe prevalere il principio di efficacia rispetto a tutto questo. Però diventa molto problematico quando vuoi diffondere dei criteri certi di certezza scientifica alle persone, ad esempio, oppure ai medici.

Quando devi dire una cosa certa, non si può dire che una cosa è parzialmente certa e l'altra parzialmente certa altrettanto.

Quindi, io lo vedo più come un problema di calcolo che però, secondo me, risolveremo: andiamo *verso una risoluzione interessante, anche con l'aiuto dell'intelligenza artificiale* che **può farci vedere due cose contemporaneamente vere**, **arricchire la nostra immaginazione.**

Però, non penso sarà una cosa facile. Ne parleremo tra dieci anni, non subito, non sarà una cosa veloce.

D. Quale messaggio vuole lasciare a chi legge? Che cosa vorrebbe portare come punto di vista e di svolta a conclusione di questa intervista?

R. In realtà, penso che la cosa più interessante sia questa ultima. Cioè, effettivamente, l'idea che in medicina, la più grande svolta avviene sempre quando, per un attimo, **si ammette che ci siano più realtà, più medicine, più punti di vista, entrambi parzialmente veri.**

A quel punto, ci si consente di vedere le cose da più punti di osservazione e spesso, da questo punto di vista se ne scoprono altri ancora.

Se invece si cerca sempre di fare la lotta tra un punto di vista e l'altro, fino a scoprire quale sia giusto e quale sia vero, in realtà, molto più spesso ci si perde qualcosa.

Perché se vince la medicina cinese si perdi la medicina occidentale; se vince la medicina occidentale, si perdi la cinese, mentre se le si hanno entrambe – *come le due mani che fanno capo a un unico cervello, superiore a entrambe –*

a quel punto si è molto più ricchi e in medicina si è più efficaci **perché si hanno più possibilità di**

scelta terapeutica e quindi, si può dare di più, a più persone e più su misura. Ecco.

Perché questa è la grande sfida della medicina da sempre: **dare di più, a più persone e in modo più** customizzato (**personalizzato** n. d. a.) come diremmo oggi, e cioè, *più aderente alle caratteristiche specifiche di quel singolo essere vivente.*

D. C'è un'immagine che secondo lei può essere considerata rappresentativa di questa disciplina in particolare, che sia la medicina cinese o l'agopuntura? Immagine fisica o immagine mentale.

R. Diciamo che **la grande immagine, secondo me, la più interessante, è quella dell'ago di agopuntura.** Nel senso che è: *assenza di farmaco.*

Alla fine è un filamento metallico di 0,20 mm di calibro nella maggior parte dei casi, che entra nella pelle per uno o due millimetri.

Quindi, questa diciamo che è l'immagine tipica della medicina cinese in senso stretto.

Cioè, una medicina che si riduce ai minimi termini, per stimolare il corpo umano e la mente a dare ai massimi termini.

Che poi è l'immagine complementare a quella della medicina occidentale che quando si tratta di salvare una vita, si riduce ai minimi termini, bloccando il corpo umano, per consentire invece il grande gesto terapeutico del chirurgo, del robot, del farmaco.

Contatti:

dottor Gabriele Bovina
Medico – Agopuntore – Psicoterapeuta

"Da più di 15 anni mi occupo
di medicina occidentale e di medicina cinese.
Mi piace per questo definirmi un Medico Bilingue".

www.gabrieledottorbovina.it
gabrieledottorbovina@gmail.com
social: @gabrieledottorbovina

LA MEDICINA AYURVEDICA

In India nasce la medicina ayurvedica ossia l'antico sistema terapeutico tradizionale indiano. Cito dal sito Ayurvedic Point: *"**L'Ayurveda è una scienza antica, una prassi consolidata, una filosofia di saggezza.**"*

La tradizione orale viene fermata su carta con la scrittura dei Veda, *testi sacri fatti risalire dai tre ai cinque millenni prima di Cristo.*

Da essi si fanno derivare i principi dell'Ayurveda, poiché al loro interno vengono anche trattate le otto branche in cui si suddivide la medicina ayurvedica.

Esse includono l'intero campo della salute umana e sono: *la tossicologia, la chirurgia generale, la medicina interna, la pediatria, la psichiatria, lo studio delle malattie del capo e del collo, il trattamento della fertilità e il ringiovanimento dei tessuti.*

Vengono inoltre descritte le proprietà di migliaia di vegetali e minerali indicati per alleviare diverse patologie dell'essere umano.

Anche in questo caso, come già abbiamo visto accadere nella medicina tradizionale cinese, vengono altresì indicate le condizioni e gli stili di vita necessari per preservare il proprio stato di salute.

La medicina ayurvedica si prefigge lo scopo di prevenire le malattie, di curarle, di mantenere l'equilibrio salutare e di promuovere la longevità.

La salute è intesa non tanto come assenza di malattia, ma come un **continuo stato di felicità fisica, mentale e spirituale.**

Lo studio deve prendere in considerazione il corpo, la sua realtà fisica; la mente, la sua realtà emotiva e le idee; la coscienza, la percezione individuale della vita stessa.

Ayurveda è un termine sanscrito che significa **"scienza della vita"** le cui basi poggiano su alcuni antichi testi sanscriti scritti in versi, che vengono fatti risalire al VI - VII secolo a.C.: vediamoli.

La Susruta Samhita tratta di chirurgia, alimentazione e igiene. La Caraka Samhita è, invece, il più antico testo di medicina che riporta una classificazione accurata di tutti i rimedi minerali, vegetali e animali, ne spiega le modalità di preparazione e l'uso.

Questi testi esprimono una conoscenza e un sapere non solo di carattere medico, ma anche culturale, sociale e spirituale.

All'interno del Charaka Samhita è fornita un'ampia e dettagliata esposizione delle direttive deontologiche delle azioni del medico.

Tali indicazioni presentano un sostanziale parallelismo con il Giuramento di Ippocrate mostrando una fondamentale identità tra il pensiero medico indiano e quello greco dell'epoca.

Il termine Caraka – o **_Charaka_** – in particolare, designa probabilmente la figura del medico itinerante, tuttavia, non si ritiene che ci sia un autore univoco per ognuno dei due testi, ma piuttosto che la loro compilazione sia avvenuta come espressione collettiva di una scuola di pensiero.

Dalle parole attribuite a Charaka, emerge la figura del medico che è inserito in un flusso ininterrotto di intelligenza in atto. Questa intelligenza si esprime come ayus, la durata della vita, la longevità, mentre il compito del medico è acquisirne la conoscenza veda.

Il modo con cui accedere a tale conoscenza è, appunto l'Ayurveda cioè **la capacità di scegliere le sostanze e i comportamenti che migliorano la qualità della vita** e altrettanto la lucidità di capire ed evitare tutto ciò che, invece, non lo fa.

Vagbhata fu invece probabilmente un bramino, poi convertitosi al buddismo, che attraversò il continente indiano andando verso sud. A lui è legata la composizione dell'Ashtangahridaya – o *cuore delle otto membra della medicina* –

e della Ashtangasamgraha – o compendio al cuore delle otto membra della medicina. Le due opere fatte risalire intorno al 600 d.C., hanno la stessa struttura e molte parti in comune.

La prima è molto più breve della seconda e alcuni la vedono come un riassunto della seconda; altri vedono la seconda come uno sviluppo della prima.

Infine, ci sono studiosi che ritengono che, in realtà, la stesura della seconda, più dettagliata, preceda effettivamente quella della prima.

In ogni caso, l'"Ashtangahridaya di Vagbhata è tenuta in grande considerazione nel sud del continente indiano, *descrive l'Ayurveda in forma poetica e riunisce la sapienza di Charaka nella medicina e l'arte di Sushruta nella chirurgia.*

Intorno al VI secolo a.c., l'Ayurveda è al centro di una grande considerazione e a un suo rappresentante, il medico Jivaka, viene addirittura affidata la salute del Buddha.

Studiosi e discepoli vivevano a stretto contatto per favorire lo scambio di idee, ma anche per permettere che l'allievo potesse imparare la teoria e la pratica della dottrina medica.

Il maestro – *o Guru* – era per l'allievo come un genitore, ne permetteva la nuova nascita alla conoscenza e creava con lui un modello di rapporto da riprodurre negli altri rapporti della sua vita.

Il primo contatto documentato tra la cultura greca e quella indiana viene fatto risalire all'invasione dell'India del nord, nel 326 a.C., da parte di Alessandro Magno.

Nel III secolo a.C. l'imperatore Ashoka si convertì al buddismo. Spinto dalla compassione verso tutti gli esseri viventi, fece costruire ospedali, luoghi di cura, presidi chirurgici e incrementò la coltivazione delle piante medicinali affinché fossero abbondanti e a disposizione di tutti.

Nel suo vasto regno, che comprendeva quasi tutta l'India del nord, diffuse il buddismo e creò pace, tolleranza e compassione.

Inviò inoltre molti missionari buddisti negli altri stati, affinché diffondessero le conoscenze della medicina ayurvedica.

Le tracce di questa attività sono presenti nel manoscritto di Bower, risalente al periodo tra il 500 e il 550 a.C., oggi conservato alla Bodleian Library di Oxford.

L'epoca d'oro dell'Ayurveda copre un lasso di tempo tra i secoli VII e VIII d.C., un periodo nel quale molti medici vennero chiamati a condividere le loro conoscenze e la loro esperienza in Medio Oriente.

Le invasioni delle popolazioni musulmane nel nord dell'India posero fine a questo periodo distruggendo le università e incendiando le biblioteche. *Nel Tibet trovarono la salvezza alcuni studiosi e per questo, in seguito, molti testi ayurvedici sono giunti a noi nella traduzione tibetana.*

Tra il XVI e il XVII secolo si intensificarono gli scambi con i commercianti europei e il fascino della cultura indiana raggiunse l'Occidente. Purtroppo però, gli scambi non furono sempre proficui per entrambe le parti.

Oltre all'introduzione della sifilide, gli europei esportarono in India anche una crescente intolleranza intellettuale che toccò il culmine con Lord Macaulay nel 1835.

Il politico inglese decretò che soltanto la cultura europea dovesse essere promossa in tutte le aree sotto il controllo della Compagnia delle Indie.

Furono scoraggiate le pratiche mediche tradizionali, chiuse le università e gli ospedali dove si praticava l'Ayurveda e dichiarata legittima la sola medicina occidentale.

Tuttavia, la popolazione continuò a tramandare le conoscenze della medicina tradizionale. E finalmente, *nel 1947, l'indipendenza dell'India permise alla medicina ayurvedica di rinascere con l'appoggio incondizionato del Governo.*

Negli ultimi sessant'anni, la ricerca ha conciliato il meglio della conoscenza ayurvedica con moderni metodi di ricerca sia di laboratorio sia di test clinici, rivendicando la tradizionale verità degli antichi circa l'efficacia delle piante come rimedi naturali e **milioni di persone in tutto il mondo possono testimoniare, oggi, la sua validità ed efficacia.**

A livello governativo, in India l'Ayurveda è una delle sei scienze mediche praticate e ufficialmente riconosciute.

Le altre sono lo yoga, la Unani che è una medicina tradizionale islamica, la Siddha che è una forma di Ayurveda praticata dai Tamil nel sud dell'India e l'omeopatia.

Queste cinque sono rappresentate dal Ministero dell'AYUSH – *Ayurveda, Yoga, Unani, Siddha e Homoeopathy* – *e la sesta è la medicina allopatica, conosciuta come medicina moderna.*

Istituti e università statali tengono corsi di formazione professionale e rilasciano diplomi di medicina ayurvedica, ma vive ancora un'Ayurveda tradizionale, tramandata di padre in figlio.

Vediamo ora alcuni dei concetti dell'Ayurveda.

Secondo la medicina ayurvedica, l'ambiente interno del corpo reagisce costantemente all'ambiente esterno e la malattia è uno squilibrio della forza vitale del corpo o prana.

Ci sono cinque elementi di base che sono: **etere, aria, acqua, terra e fuoco** che si combinano in vari modi e proporzioni a formare i tre tipi di energia o dosha e i sette tessuti che compongono il corpo o dhatu, che vedremo più oltre.

I **dosha**, a loro volta, *regolano la forza vitale* e si esprimono con un equilibrio specifico individuale. Gli individui nascono con una costituzione risultante dalla manifestazione di Vata, Pitta e Kapha – questi i nomi dei tre dosha – e si possono osservare costituzioni monodoshiche, bidoshiche o tridoshiche, a seconda che prevalga un solo dosha, due su tre o tutti e tre siano rappresentati.

La costituzione è attivata dall'incontro tra i gameti dei genitori e subisce l'azione del fattore paterno, del fattore materno, delle condizioni uterine e della stagione, nonché dell'alimentazione materna.

Conoscere la propria costituzione è importante, poiché indica la propensione a sviluppare certe malattie e quindi, anche le strategie utili a mantenere la salute.

Uno stile di vita scorretto può alterare grandemente la costituzione di nascita, fino a farla apparire completamente diversa. Lo stesso stile di vita e l'utilizzo di preparati ayurvedici può riportare l'individuo alle condizioni naturali di base e ristabilire la salute.

Vediamo i tre dosha un po' più in particolare.

Vata – *etere, aria, ciò che si muove* – interessa il sistema nervoso, la circolazione, la respirazione, l'escrezione, i movimenti intestinali in generale e anche la deambulazione.

Si occupa del movimento dell'universo in generale.

La sua sede nel corpo è il colon e più in generale, la zona sotto l'ombelico. Presenta le seguenti qualità: *freddezza, secchezza, mobilità, velocità, leggerezza, sottigliezza, ruvidità e leggerezza.*

Quando è in equilibrio, Vata sostiene l'umore e il corretto assorbimento degli alimenti, inclusa la corretta eliminazione delle scorie. Quando è squilibrato, causa squilibri naturali, confusione delle stagioni e raccolti irregolari.

Il fisico del tipo Vata è sottile, magro, con pelle solitamente secca e ruvida, capelli fragili, occhi piccoli e scuri, estremità fredde e tendenza alla stitichezza. Si muove, lavora e mangia molto velocemente, ma non ha resistenza alla fatica.

È spesso irrequieto, indeciso e ansioso. Si concentra con difficoltà e il suo sonno è leggero e spesso scarso.

Tende a spendere oltre misura, è volubile, si entusiasma, ma poi cambia idea. Intuitivo e originale, parla molto ed è sempre in movimento.

Chi ha costituzione Vata dovrebbe dedicarsi ad attività creative che non comportino grandi responsabilità, poiché la tensione degli stati emotivi che ne derivano, possono causare irritabilità e stanchezza, oltre a una cattiva digestione.

Per gli individui Vata la stanchezza è un importante fattore di disequilibrio anche se il riposo permette un veloce recupero.

In generale, il facile disequilibrio andrebbe combattuto con il rilassamento raggiunto attraverso un massaggio, la musica, ma anche il consumare i pasti in un ambiente tranquillo e andando a dormire presto la sera. Il freddo è sicuramente un vero nemico per il dosha Vata che predilige climi caldi e temperati.

Pitta – *fuoco, acqua, ciò che produce calore* – interessa le funzioni digestive ed endocrine, il metabolismo e la termoregolazione. È l'energia cosmica che fa ardere il sole e le stelle.

La sua sede nel corpo è tra stomaco e duodeno e più in generale, la parte media del corpo tra torace e ombelico.

Presenta le seguenti qualità: caldo, untuoso, leggerezza, sottigliezza, mobilità, nitidezza, morbidezza, levigatezza, chiarezza, fluidità.

Quando è in equilibrio, Pitta conferisce sicurezza, intraprendenza, cordialità e buona digestione con carnagione luminosa.

Quando è squilibrato, produce irascibilità, ostilità, collera, e cattiva digestione, eruzioni cutanee, infiammazioni della pelle, cute giallastra.

Il tipo Pitta è di corporatura media, muscoloso, con la pelle morbida, delicata, segnata da nei e lentiggini. Ha un colorito giallo-rossastro, occhi chiari, capelli biondi o ramati con tendenza alla calvizie.

Ha un carattere forte, irritabile e collerico, con un intelletto brillante e intuitivo.

Parla facilmente in pubblico, è pungente nei giudizi, preciso e pignolo. Ama le cose belle è ha grande senso estetico. Il sonno è regolare.

Chi ha costituzione Pitta dovrebbe rilassarsi con lo yoga, al fine di evitare lo stress e gli eccessi di collera, come pure l'eccessiva esposizione al sole estivo e alle temperature elevate.

Anche le bevande alcoliche e la caffeina non sono indicate per il tipo Pitta che deve, al contrario, mitigare il grande calore prodotto all'interno del corpo.

Kapha – *acqua, terra, ciò che unisce* – interessa le funzioni cellulari dei vari tessuti del corpo, i fluidi corporei, le ossa, le articolazioni, il vigore sessuale, l'immunità.

È ciò che mantiene uniti i pianeti e le stelle. La sua sede nel corpo è il torace e più in generale la parte alta del corpo e la testa.

Presenta le seguenti qualità: freddezza, umidità, pesantezza, grossolanità, stabilità, opacità, morbidezza, levigatezza, densità.

Quando è in equilibrio, Kapha è lento alla collera, magnanimo, incline al perdono e dal carattere stabile.

Quando è squilibrato, Kapha conferisce sonnolenza, svogliatezza, depressione, ingordigia e obesità, ritenzione di liquidi, diabete.

Il tipo Kapha è di corporatura robusta, ha un colorito latteo, pelle morbida e grassa, bel sorriso, capelli scuri, forti, grandi occhi chiari. L'appetito è moderato, la digestione lenta, l'evacuazione regolare. Il sonno è lungo e profondo.

Ha tendenza a imparare lentamente, ma a ricordare facilmente, è pigro, generoso, ha un forte impulso alla sessualità e alla procreazione.

Lo stress è nemico del dosha Kapha che tende a eccedere col sonno, con i cibi pesanti e grassi, con un senso di insicurezza e di dipendenza.

Anche il clima freddo, umido e nevoso influisce negativamente sul tipo Kapha, al quale si consiglia l'attività fisica regolare, poiché la sedentarietà aggrava tutti i suoi lati negativi.

In linea generale, l'Ayurveda opera sul corpo, sui sensi, sulla mente e sull'ambiente.

Per quanto riguarda il corpo, si può intervenire su diversi aspetti. È importante seguire un corretto stile di vita, con riferimento anche a un'alimentazione personalizzata e ne riparliamo poco oltre. Può essere necessario intervenire con sostanze farmacologiche, con una disintossicazione, una rivitalizzazione e con trattamenti ayurvedici mirati e calibrati sulla persona e le sue necessità.

È importante occuparsi della relazione tra i sensi e l'ambiente circostante ed eseguire una corretta pulizia sensoriale.

Anche la mente va indagata nelle sue necessità di gestione dello stress e delle emozioni, utilizzando anche tecniche di meditazione.

Va infine preso in considerazione l'ambiente fisico e non soltanto come ambiente esterno rispetto al proprio ambiente interno, ma pure in riferimento alla casa in cui si vive.

Un aspetto particolare della medicina ayurvedica, come anticipato, riguarda i dosha e l'alimentazione. Poiché *ogni persona ha caratteristiche fisiche diverse, l'alimentazione dovrebbe essere regolata specificamente in base alle caratteristiche dell'organismo.*

Il principio è quello di preferire il consumo di alimenti adatti alla propria costituzione e dunque, per gli individui Vata sono d'aiuto gli alimenti con sapore salato, aspro e dolce, mentre non lo sono quelli dal sapore amaro, pungente e astringente.

Per gli individui Pitta sono d'aiuto gli alimenti con sapore amaro, astringente e dolce, mentre non lo sono quelli dal sapore, aspro, pungente e salato.

Per gli individui Kapha, infine, sono d'aiuto gli alimenti con sapore pungente, amaro e astringente, mentre non lo sono quelli con sapore aspro, dolce e salato.

Il prana del cibo, l'energia in esso contenuta, andrebbe presa in considerazione a prescindere dalla costituzione fisica.

Sono ricchi di energia i cibi freschi e coltivati secondo l'agricoltura naturale e biologica, mentre quelli surgelati o coltivati e poi ancora conservati con additivi chimici, ne contengono assai meno.

Sempre collegato all'alimentazione è l'uso di spezie e di erbe medicinali che è molto importante nell'Ayurveda.

Ciò testimonia uno dei suoi principi fondamentali e cioè che: **non esiste nulla al mondo che non possa essere usato come medicamento.**

Si parla di circa 9000 piante note per favorire la prevenzione di disturbi o promuovere le difese innate dell'organismo.

Il loro uso può essere topico – *cioè locale* – o sistemico – *cioè dell'intero apparato o organismo.*

Uno dei più importanti metodi diagnostici è la rilevazione del polso energetico del paziente così come abbiamo visto anche per la medicina tradizionale cinese, anche se le tecniche sono diverse.

Una volta valutato il tipo di equilibrio dei tre dosha del paziente, il medico ayurvedico prescrive un trattamento su misura, utilizzando i mezzi a sua disposizione e che abbiamo in parte appena anticipato.

Essi prevedono: *dieta, erbe, massaggi, meditazione, movimento, e detossicazione terapeutica tipicamente con clisteri, massaggi con oli, oppure lavaggi nasali, per ripristinare l'equilibrio del corpo di per sé e con la natura.*

Viene enfatizzata la necessità di un rapporto cosciente tra il corpo, le sue energie nei diversi piani e ciò che si introduce con l'alimentazione, considerando quest'ultima come essenziale per arrivare a evitare l'assunzione di farmaci.

Il medico ayurvedico indica al paziente come mantenere il proprio stato di salute attraverso la conoscenza di sé e della propria costituzione, nonché come recuperare la propria capacità di autoguarigione.

Parlando dei tre dosha, abbiamo scoperto che l'identificazione della prevalenza di uno di queste tre dosha in ognuno, influenza anche il carattere della persona, nonché la conformazione fisica e si possono individuare le disfunzioni che possono derivare da quel determinato tipo di dosha prevalente.

In Italia la medicina Ayurvedica è riconosciuta come atto medico dalla FNOMCeO – Federazione Nazionale degli Ordini dei Medici Chirurghi e degli Odontoiatri – dal 2002.

L'applicazione pratica delle terapie fisiche previste dall'Ayurveda è invece appannaggio dell'operatore di Ayurveda che è una figura tecnica complementare a quella del medico esperto di Ayurveda.

Il successo terapeutico poggia dunque su quattro pilastri: **il medico, le sostanze terapeutiche, l'operatore e il paziente.**

Soltanto la piena collaborazione fra questi quattro aspetti della terapia è in grado di ristabilire l'equilibrio fra i dosha, il cui disequilibrio è la radice della malattia.

Ci sono due categorie di malattie: le esogene, che sono provocate da fattori esterni e le endogene, che sono causate dallo squilibrio di uno dei sette dhatu, i sette tessuti che compongono il corpo.

Come i dosha, i dhatu sono composti dai cinque elementi di base, con una dominanza in ogni tessuto di uno o due di essi, ma a differenza dei dosha, sono visibili al microscopio oppure a occhio nudo.

I sette dhatu sono i seguenti:
linfa o plasma – acqua;
sangue – fuoco;
muscoli – terra;
tessuto adiposo – acqua e terra;
tessuto osseo – aria e terra;
midollo spinale, tessuto nervoso – acqua;
tessuto riproduttivo – acqua, terra, fuoco.

Per ristabilire l'equilibrio, la terapia di base può ricorrere al vomito, alle purghe, ai lavaggi interni, all'assunzione di medicinali dal naso e ai salassi.

Nel corso dei secoli sono stati introdotti e messi a punto più di 3000 preparati diversi d'origine vegetale, con diversi metodi di preparazione allo scopo di aiutare il processo di fortificazione e di resistenza dell'organismo.

Viene ristabilito **l'equilibrio di tutte le qualità energetiche del corpo grazie all'attivazione dell'autoguarigione.**

Si cerca dunque di ridurre fino ad arrestare i malanni e di annullare il decadimento fisico.

Così come abbiamo già visto per la medicina tradizionale cinese, anche in questo caso, la conoscenza e le modalità d'impiego di questi preparati **si basa su una sperimentazione clinica lunga diversi secoli.**

L'analisi attraverso le attuali conoscenze scientifiche sta lentamente, ma inesorabilmente fornendo conferme a quanto già accertato con la pratica millenaria.

Vorrei terminare questo capitolo con due citazioni.

Una è del dottor Sebastiano Lisciani che sulla definizione di medicina alternativa riferita all'Ayurveda risponde così: «*No. Le medicine alternative nascono e si sviluppano in contesti dove esiste una medicina tradizionale farmacologica.*

Se non dovessero funzionare c'è sempre il farmaco chimico o l'ospedale.

L'Ayurveda, al contrario, è stata ed è tuttora per gran parte della popolazione indiana, l'unica medicina accessibile. Ovviamente ha dovuto realmente sforzarsi di dare risposte efficaci sulle malattie.»

L'altra, a chiusura, è ripresa dal sito del dottor Fabio Basalisco del Centro di Medicina Ayurvedica e di Panchakarma: «*Per concludere, l'Ayurveda non è patrimonio esclusivo di una sola cultura o di un solo paese, non è prerogativa di una sola religione, non appartiene a un solo periodo storico.*

Poiché tratta di fenomeni inerenti alla natura, ha un valore universale e un atteggiamento molto aperto nei confronti degli influssi che provengono da differenti culture;

le medicine e le diete possono variare, ma i principi che ne sono alla base sono sempre gli stessi.

*Perciò si può considerare **l'Ayurveda un "Patrimonio dell'Umanità".**»*

Qui di seguito le interviste al *dottor Sebastiano Lisciani* e al *dottor Fabio Basalisco*.

Intervista al *dottor Sebastiano Lisciani*

Medico di base che, dopo la laurea in Medicina e Chirurgia, conseguita presso l'Università di Bologna nel 1986, inizia la sua attività medica dedicandosi alla fitoterapia in uno studio di medicina naturale.

Nel 1989 si avvicina alla medicina ayurvedica e nel 1990 conosce il dottor Naram. Parte per l'India per la prima volta e poi continua per 7 anni a recarvisi per 2-3 mesi l'anno. Nella clinica del dottor Naram approfondisce la conoscenza dell'Ayurveda e in particolare, la diagnosi tramite la lettura del polso.

Pratica l'Ayurveda con successo in Italia visitando presso i centri di Acireale, Cefalù, S. Maria Capua Vetere, Salerno, Roma e Imola. È oggi ritenuto tra i più capaci lettori del polso in Italia.

D. Desidera fare un'introduzione a questa intervista?

R. Mi presento. Mi chiamo Sebastiano Lisciani, ho studiato medicina all'università di Bologna, mi sono laureato nel 1986 – nel secolo scorso – e poi, a tre anni dalla laurea ho conosciuto questo medico indiano esperto nella lettura del polso di quella che si chiama medicina ayurvedica.

Sono andato in India e ho imparato a curare la gente in maniera diciamo non convenzionale, secondo, appunto, le regole della medicina allopatica, la medicina ospedaliera e ormai da 32 anni, esercito in tutta Italia la medicina ayurvedica con, direi, discreti risultati.

D. Ha deciso di integrare i suoi studi di quella che indichiamo come medicina occidentale con una disciplina olistica orientale. Che cosa l'ha portata a introdurre questi ulteriori elementi di approfondimento?

R. Ho sempre avuto una mente aperta verso, diciamo, la scuola della natura. Anche prima della laurea, raccoglievo erbe medicinali, facevo i miei esperimenti di conservazione.

Facevo la tintura di rosa canina – *ottima contro i raffreddori e le influenze* – o l'olio di iperico, per citare due cose molto semplici alla portata di tutti. Poi accadde un episodio che vorrei citare.

Dopo la laurea, sono andato con degli amici di famiglia che dalla Sicilia partivano ogni anno per andare a farsi visitare da questo che, secondo me, era un grande medico: si chiamava Alberto del Conte e ora, purtroppo, non è più fra noi.

Abitava sul monte Amiata, in Toscana. Si presentava in maniera molto ieratica: era dritto come un fuso, già abbastanza anziano, con i capelli completamente bianchi, una barba molto ben curata.

Quest'uomo, questo medico, era un omeopata e un agopuntore. Lui, però, lo era diventato in tempi, diciamo, non sospetti.

Intendo dire che lui lasciò una carriera avviata, se non ricordo male anche una carriera universitaria, e andò a studiare omeopatia in Francia che, allora, era la patria dell'omeopatia – stiamo parlando degli anni Cinquanta.

L'agopuntura, una branca della medicina cinese, andò a studiarla in Cina e infatti, sulla sua carta intestata, aveva il suo nome e cognome scritti con gli ideogrammi cinesi.

E questa cosa già mi colpì, perché in generale, quando poi, prima di andare in India avevo cercato delle scuole di questo tipo, mi erano sempre stati proposti dei pacchetti che secondo me erano un po' superficiali.

Comunque, gli esposi la mia voglia di cercare, il mio desiderio di cercare un maestro, sì, perché secondo me la conoscenza medica – *qualsiasi conoscenza* – andrebbe tramandata da maestro ad allievo.

Perché la scuola ha una sua importanza: *il fatto di avere studiato medicina mi ha dato delle basi di comprensione sicuramente molto importanti.*

Comunque, appunto, io cercavo e lui mi disse di sentirsi ormai troppo vecchio per prendere uno studente, o quantomeno un allievo, però, visto che avevo fatto tanta strada – erano più di mille chilometri quelli fatti con gli amici di famiglia per andare a trovarlo – *mi disse anche che mi avrebbe sentito i polsi.*

Anche nella medicina cinese leggono il polso, ma a differenza della medicina indiana, dell'Ayurveda, leggono due polsi.

Mi prese i due polsi con le sue mani e pur vedendomi per la prima volta in vita sua, lo garantisco, mi disse i fastidi che avevo sul momento.

Avevo ventott'anni, non ero sicuramente malato, però mi disse la mia situazione e poi, risalendo nel tempo, mi disse le patologie e i disturbi di cui avevo sofferto, fino a che mi disse pure in che maniera ero nato.

Disse che avevo avuto delle sofferenze respiratorie alla nascita ed era vero, perché ero abbastanza grossetto come bambino e ci avevo messo un po' di tempo a uscire dalla mamma.

Tutto corrispondeva e questo mi fece pensare che all'università non ci avessero detto tutto. **Questo episodio mi diede un'ulteriore spinta**.

D. Come presenterebbe questa disciplina per essere sicuro di essere compreso anche da qualcuno che non ne sa proprio nulla?

R. La maggior parte dei miei clienti, dei miei pazienti, specialmente in passato, era gente molto semplice, gente di campagna, gente che badava al risultato più che a capire le cose.

Comunque, la medicina ayurvedica è la medicina tradizionale con cui si sono curati gli indiani per secoli e secoli e cura i problemi con composti su base assolutamente naturale che, se somministrati correttamente, non hanno nessun effetto collaterale o effetti negativi.

A questo si associerebbe anche una modifica dell'alimentazione, ma io sono molto elastico da quel punto di vista.

È una medicina – almeno per come la pratico io – che non prevede la sospensione di altre cure che la persona, eventualmente, stia facendo concordemente alla prescrizione del suo medico di famiglia o del medico specialista ospedaliero. Lavora su binari diversi.

D. Se ci sono diverse scuole o correnti di questa disciplina, opera seguendone una in particolare?

R. Sicuramente, ci sono diverse scuole, anche diversissime e diciamo che io seguo la corrente della mia scuola: quella iniziata, appunto, dal dottor Naram il quale, a sua volta, è stato allievo di un monaco nepalese, che era uno dei pochi esperti nella lettura del polso.

Tuttora i medici che sanno davvero leggere il polso sono molto pochi. Poi ci sono altre scuole di Ayurveda, però in sé, Ayurveda è un termine abbastanza semplice, vuol dire scienza della vita, scienza della longevità, scienza della lunga vita quindi, diciamo: **tutto quello che fa star bene possiamo metterlo all'interno della medicina ayurvedica.**

D. Integra questa disciplina con altre?

R. Francamente, no.

Nel senso che se un paziente ha bisogno di farmaci chimici, ha già il suo medico che glieli prescrive.

Occasionalmente mi è capitato di consigliare qualche farmaco, qualche antiacido eventualmente non assorbibile per via sistemica, ma no, non integro con altre discipline.

Anche perché, secondo me, bisogna essere bravi, esperti. Se io so fare il medico ayurvedico, so leggere il polso e faccio questo.

Se penso che qualcuno abbia bisogno di un rimedio omeopatico, oppure, chessò, di un fiore di Bach o di qualsiasi altra cosa, preferisco indirizzarlo verso qualcuno che ne sa di più.

La stessa cosa se è il paziente a dirmi di voler anche affiancare qualcosa di questo genere, io dico che non ho nessun problema, ma anche che non sono la persona a cui chiedere.

Anche per quanto riguarda i farmaci chimici, diciamo che sono rimasto abbastanza indietro rispetto ai progressi della scienza, quindi, su tanti farmaci nuovi non saprei neanche che dire al paziente, se non di leggere il libretto delle istruzioni – *il bugiardino* – e magari, vedere se c'è qualcosa che non lo convince. Tutto qua.

D. Ritiene che la medicina naturale sia stata sottovalutata nel processo che ha portato allo sviluppo del corpus della medicina allopatica?

R. Secondo me sì, ma d'altra parte, sta succedendo lo stesso in India. In India ci sono due possibilità di corsi di laurea, quello in medicina allopatica e quello di medicina ayurvedica.

Ricordo che a un congresso internazionale al quale partecipai più di vent'anni fa, c'erano già le fronde di giovani studenti di medicina che rispetto alla lettura del polso, dicevano che fosse una cosa barbara, primitiva e come ci fossero ormai a disposizione esami come la TAC, la risonanza, eccetera, e fosse dunque arrivato il momento di abbandonarla.

Io non sono assolutamente d'accordo, ovviamente.

Non sono d'accordo perché è bene che ci sia una macchina che ci dà le indicazioni, però, ricordiamoci che in quanto uomini, in quanto donne, **in quanto esseri umani, siamo superiori alla macchina se vogliamo.**

Se invece vogliamo abdicare: facciano pure. Io mi sono trovato, in più di una occasione a dire qualcosa che andava contro rispetto a quello che era stato indicato dalla macchina e ho avuto ragione.

Perché la macchina, almeno finora, non è in grado di integrare le informazioni. Personalmente, accetto il responso della macchina che mi dice che c'è un certo problema, però guardo tutt'attorno per capire se questo problema è secondario ad altri problemi, oppure se è quello che determina altri problemi.

In più di un caso, ho avuto ragione sulla macchina. Non dico alla gente di non andare a fare gli esami e venire da me, perché non è quello il discorso.

D. Che cosa pensa della difficoltà che le tecniche alternative incontrano nell'essere presentate al grande pubblico?

R. Io personalmente, a livello divulgativo, ogni volta che mi è stato chiesto ho fatto conferenze, presentazioni. Cosa dire?

La difficoltà è, come si diceva all'inizio, *riuscire a esporre in termini comprensibili ciò che si sa*, perché se si conoscono tantissime cose, però le si spiega in modo difficile da capire, il messaggio non arriva.

Quando faccio degli incontri, dei seminari, delle conferenze, faccio sempre questo esempio, perché mi è capitato di assistere a conferenze di medici indiani oppure anche di medici italiani che usano la stessa maniera di esporre questo concetto.

Viene spiegato che in medicina ayurvedica ci sono tre **dosha: Vata, Pitta e Kapha.**

Vata, l'aria, si occupa dell'intestino e di tutti gli organi di movimento, della circolazione, del sistema osteoarticolare;

Pitta del calore corporeo, stomaco, duodeno, fegato e **Kapha**, invece, di bronchi, polmoni, naso.

A questo punto l'oratore spiega che in una stagione Vata, c'è il rischio di ammalarsi di un organo Kapha e quindi bisogna aumentare Pitta. Questo vuole dire esattamente quello che mia nonna, non essendo medico ayurvedico, diceva in maniera più semplice e comprensibile: se fa freddo – stagione Vata – per non pigliarti un problema Kapha – un raffreddore – aumenta Pitta – mettiti un maglione.

Questo è Ayurveda siciliano. **Perché l'Ayurveda è la scienza del buon senso**, non è una scienza astrusa da comprendere se si usano le parole giuste.

È buon senso che noi, per gli aspetti tecnici e curativi, abbiamo dovuto andare a recuperare in India.

Ma d'altro canto, **nessuna civiltà va avanti se non si seguono le norme del buon senso per vivere a lungo.**

D. Mi pare di vedere che la medicina allopatica sia a un punto critico. Da una parte si è giunti a una iperspecializzazione che suddivide l'essere umano in apparati e organi a sé stanti; dall'altra si ha una generalizzazione di protocolli che azzerano le differenze individuali di organismi unici e complessi quali sono gli esseri umani.

Che cosa ne pensa?

R. Penso che sia assolutamente vero, purtroppo. Dico purtroppo, perché vorrei che ci fosse una medicina allopatica funzionante.

Intanto perché, umanamente parlando, non si può essere dappertutto e secondo perché la medicina allopatica è capillare sul territorio e se la gente ha bisogno ha diritto di trovare una risposta che, ora, non dico tagliata su misura come il vestito del sarto perché magari è un'utopia – *anche se si dovrebbe arrivare a quello* –

però quantomeno che si ponga più domande rispetto a chi c'è lì davanti, anziché fare riferimento a un'etichetta e a un protocollo.

Ci sono farmaci per il colesterolo che possono causare la morte per necrosi massiva del tessuto muscolare e blocco renale, faccio quest'esempio perché a Bologna, qualche anno fa, un medico di medicina allopatica aveva prescritto questo protocollo totalmente legale e si era ritrovato sotto processo perché la donna alla quale aveva prescritto il farmaco era deceduta.

Pochi giorni prima del processo, essendo stato oggetto di vari episodi persecutori, si era suicidato.

Non aveva fatto altro che applicare un protocollo ministeriale.

Diciamo che si dovrebbe aggiungere un esame supplementare al corso di medicina allopatica: *quello per far capire alla persona che cosa vuol dire fare il medico.*

Fare il medico vuol dire ragionare, *vuol dire magari non dormirci la notte per un caso, vuol dire considerare che ogni persona è diversa e ogni persona merita.* **Merita attenzione. Attenzione specifica.**

D. Secondo lei, si può riscontrare un pregiudizio a doppio senso che impedisce alle due parti di collaborare apertamente e costituire una nuova metodologia che reintroduce la natura, oltre alla chimica?

Che torna a guardare anche indietro, alle origini e non soltanto in avanti all'ingegneria e alla bionica? Quali osservazioni vuole condividere in merito?

R. Sarebbe bello, indubbiamente. Ripeto, sarebbe bello perché la medicina allopatica – *lo dico senza alcun sarcasmo e senza ironia* – ha fatto notevoli passi avanti.

È bravissima a tirarti fuori dalla tomba: ti prende per la collottola e ti tira fuori.

Io dico sempre che se ti cade un pianoforte in testa o se hai un infarto del miocardio, non devi venire da me, devi correre in ospedale e sperare che ci sia qualcuno che si prenda cura di te adeguatamente.

Insomma: è ovvio. Però, per tutto il resto, per quanto riguarda il proseguimento, per le cure a lungo termine, per le cure addirittura croniche, purtroppo c'è poco da fare: la medicina allopatica ha degli effetti nel medio e lungo termine che, quantomeno con la medicina complementare, con la medicina naturale si possono affievolire.

Io non ho mai detto a nessuno di non prendere farmaci, perché oltre ad essere vietato dalla legge è deontologicamente scorretto, anche se so che i miei colleghi allopatici, non appena sentono ayurvedico, dicono che è acqua fresca e di buttare tutto.

Ma lasciamo stare.
Comunque, sarebbe auspicabile una collaborazione.

Nel senso: io prendo le cose buone che ci sono nella medicina allopatica, ma questa dovrebbe avere l'umiltà di capire che ci sono delle cose che ha perso di vista.

Non per cattiveria: è andata così. Lungo l'evoluzione, si perdono anche delle cose. La coda l'uomo l'ha persa perché a un certo punto – *dicono, ma non so se sia vero perché non c'ero* – non gli serviva più per appendersi agli alberi.

Può anche darsi che sia così. Mi è capitato di curare una persona che era seguita dall'ospedale di Carpi e parliamo di più di vent'anni fa.

Una signora anziana che aveva tre crisi di angina pectoris al giorno. Si tratta di una sindrome molto dolorosa in cui si ha la sensazione di avere un infarto e non è un infarto, però a lei capitava tre volte al giorno. Dopo qualche mese di cura con me è passata ad averle tre volte al mese.

Ora, io dico: ammettiamo che i medici che la seguivano pensassero che l'avessi ipnotizzata, manipolata, ma perché non avere la curiosità di sapere come avevo fatto in modo da poterlo replicare?

Anche se avessi applicato un trucco, diciamo, un trucco da circo: **chiedimi come si fa e usalo anche tu per far star meglio i tuoi pazienti!**

Se qualche mio vecchio paziente mi dice che il suo medico gli ha prescritto un certo farmaco e che si è trovato bene, io prendo nota perché io e i miei pazienti ci possiamo soltanto guadagnare.

Io come conoscenza e i miei pazienti per stare meglio. Secondo me, il medico, oltre a dover sbarcare il lunario – e quello lo dobbiamo sbarcare tutti – **dovrebbe avere come obiettivo quello di far star meglio i pazienti**, non l'ego, non tanto l'avere il merito di qualcosa.

D. Quale messaggio vuole lasciare a chi legge? Che cosa vorrebbe portare come punto di vista e di svolta a conclusione di questa intervista?

R. Diciamo che non bisogna mai assolutamente trascurare i sintomi che ci vengono dall'apparato digerente. Perché proprio questi sintomi, anche se sono piccoli, ma portati avanti cronicamente, possono portare nel tempo a malattie anche serie.

Faccio un esempio. Abbiamo detto che il colon è collegato con gli organi di movimento.

Spesso ci sono disturbi trascurati come gonfiore, stitichezza.

Ci sono persone che vanno in bagno una sola volta a settimana e mi chiedono se sia normale, mentre io dopo due giorni rischio già di uccidere il vicino per un decibel di rumore di troppo.

Queste cose trascurate, nel tempo, fanno ammalare gli organi connessi con il movimento che sono: il sistema articolare, come abbiamo già detto, il sistema circolatorio e il sistema nervoso.

Quindi, sembrerà strano, ma un gonfiore portato avanti per una vita, porterà più facilmente a soffrire di pressione alta, di artrosi e di disturbi neurologici.

Se uno si tiene pulito l'apparato digerente e ovviamente anche il sistema respiratorio, diciamo che si mette al sicuro da tantissimi problemi che nella vita possono arrivare. Soprattutto col passare degli anni.

D. C'è un'immagine che secondo lei può essere considerata rappresentativa di questa disciplina, della medicina ayurvedica in particolare?

R. Normalmente, per illustrare l'Ayurveda, si usa una fotografia di qualcuno che fa una lettura del polso.

Anche se talvolta la posizione della mano sul polso non è quella corretta, perché ripeto, sono pochissimi ormai quelli che sanno leggere il polso. Anche in India.

Del resto, non è una cosa immediata da imparare, ci vuole tempo, ci vuole la fortuna di poter vedere, come è capitato a me, centocinquanta persone al giorno.

Il mio maestro ne vedeva trecento, mentre io dopo centocinquanta dovevo uscire a prendere aria.

Dunque, l'immagine della presa del polso è rappresentativa della medicina ayurvedica. Sì, si usa anche nella medicina cinese, anche se i medici cinesi rilevano due polsi.

Anche nella medicina unani, che è la medicina tradizionale originaria dei paesi musulmani, dove aveva anche molto senso poiché in quella maniera, la donna non si faceva neanche vedere dal medico.

Se era a letto malata, metteva fuori la mano dalla tenda e il medico, soltanto toccando il polso, doveva capire il problema.

D'altro canto, pure da noi, cinquantanni fa, sessantanni fa, ricordo che le amiche e le coetanee di mia nonna, quando cominciai a fare questo tipo di medicina, mi dicevano che ai loro tempi c'era il 'medico di polso'.

C'era il medico normale e il medico di polso che era quello che sapeva leggere il polso e non ti diceva soltanto quanti battiti avevi al minuto.

Diciamo che prima che noi avessimo le TAC, i raggi, le risonanze e tutte queste cose, il medico doveva – *con i mezzi che aveva* - riuscire a ricavare il massimo delle informazioni.

Quindi anche noi avevamo una medicina, diciamo, più ayurvedica di quella che abbiamo adesso, la medicina allopatica.

Purtroppo, più stampelle metti e più la gente dimentica come camminare.

Contatti:

dottor **Sebastiano Lisciani**

Via Bucci 2/B - Imola
+39 3478749380

doctornello@hotmail.com

Pagina Facebook Dr. Sebastiano Lisciani

Intervista al **dottor Fabio Basalisco**

Medico specialista in neurologia con perfezionamento in medicina psicosomatica, esperto di medicina ayurvedica con formazione professionale in Italia e in India.

Ha seguito un percorso triennale per terapista ayurvedico presso la Scuola Joytinat ed ha conseguito il diploma di medico ayurvedico presso la Maharishi Vedic University ed un master in Panchakarma.

Il 31 dicembre del 2009 lascia la medicina generale e abbandona anche tutte le altre medicine complementari che lo hanno accompagnato dal 1994.

Da circa 25 anni si occupa di Ayurveda, unendo lo studio dei principi di base ad un interesse per il massaggio, l'alimentazione, lo yoga, la meditazione, la filosofia, la psicologia, la terapia e lo studio di sè.

Discepolo di Paramhansa Yogananda, autore tra l'altro del famoso libro "**Autobiografia di uno Yogi**".

Da circa 25 anni si occupa di Ayurveda, unendo lo studio dei principi di base ad un interesse per il massaggio, l'alimentazione, lo yoga, la meditazione, la filosofia, la psicologia, la terapia e lo studio di sè. Matura una pluriennale esperienza per le pratiche di panchakarma e disintossicazione.

Visita come medico ayurvedico, pratica massaggi/ terapie e conduce conferenze, seminari e corsi di formazione a Monopoli, Torino, Milano, Villafranca di Verona, Padova, Treviso, Bolzano.

E' responsabile didattico della Scuola di formazione in Ayurveda Ganesh.

Autore del libro **"Consapevolezza e Ayurveda"**, del libro **"Chi sono Io?"** e **"Alimentazione Ayurvedica"**.

D. Desidera fare un'introduzione a questa intervista?

R. Sì, mi chiamo Fabio Basalisco – anche se ho un nome spirituale che è Dhananjaya del quale potremo poi parlare – sono specialista in neurologia, ho fatto un master in medicina psicosomatica, sono medico ayurvedico, terapista ayurvedico e poi, da qualche anno, seguo un maestro – Paramhansa Yogananda – e tutti i suoi insegnamenti; sono anche un istruttore diplomato alla Ananda Raja Yoga e frequento attualmente anche l'Ananda Yoga, cioè l'accademia di yoga e l'accademia di life therapy, ossia di guarigione. Ecco, questa è la mia introduzione.

D. Ha deciso di integrare i suoi studi di quella che indichiamo come medicina occidentale con una disciplina olistica orientale.

Che cosa l'ha portata a introdurre questi ulteriori elementi di approfondimento?

R. Io mi sono specializzato nel 1994, ma l'ultimo anno, partendo dal 1993, ha rappresentato una specie di crisi: ho iniziato allora a rendermi conto che la medicina occidentale, almeno per quanto potesse essere la mia visione, era un po' asettica rispetto al concetto che potevo avere.

Ricordo che anche quando si andava a fare il giro delle visite coi professori, **a volte, non si sapeva neanche quale fosse il nome del paziente**: era quasi un oggetto.

Quindi, la medicina occidentale vede e continua a vedere il sintomo, continua a vedere in maniera frammentaria e anche se negli anni ho seguito anche altre medicine – e potremo poi riparlarne – la medicina con cui sono entrato in risonanza, la medicina ayurvedica, dà la possibilità di vedere il soggetto nella sua totalità: non solo la parte fisica, del corpo, ma anche la parte energetica, la parte relativa al corpo causale, dei pensieri e poi il tutto è anche collegato con una parte spirituale, dell'anima, dello spirito, a sua volta collegato con l'anima universale.

Sappiamo che tutte le discipline, tutte le scienze olistiche vedono una correlazione tra il macrocosmo e il microcosmo, cioè, **tra quello che succede in natura e quello che succede dentro di noi**.

C'è un'attinenza molto ben precisa, per esempio, tra gli agenti atmosferici e le qualità che poi questi agenti hanno nel nostro corpo.

Mi ha quindi appassionato l'idea di poter entrare in risonanza e di poter realmente accompagnare in un percorso di consapevolezza varie persone che poi, hanno scelto di seguirmi durante questi anni.

La malattia non è altro che **una condensazione, un congelamento dell'energia e quindi, va soltanto riattivata questa energia nel modo giusto**.

È un po' come quando un tubo dell'acqua si ostruisce perché è arrotolato, alla stessa maniera, capita ai nostri centri energetici che le energie siano arrotolate e questo impedisca il fluire del tutto e quindi, di essere sani.

Oltretutto, nell'Ayurveda c'è una bellissima definizione di salute che non è solo legata a una buona digestione, a una buona alimentazione, a una buona costruzione dei tessuti, all'eliminazione dei prodotti di rifiuto e quant'altro, ma **è legata a un senso di appagamento, di soddisfazione** *anche dei nostri sensi, della nostra mente.*

Per cui, c'è qualcosa che va ben oltre il concetto di salute come viene inteso ora, nell'occidente.

Ed è per questo che poi questa ricerca della verità ultima, che è un po' un principio, un paradigma fondamentale della cultura indiana, ha pervaso dal 1994 tutta la mia esplorazione nel campo della medicina e mi ha permesso di fare delle scelte.

Sono anche stato medico di base: per sette anni ho fatto il medico di base e il titolare di guardia medica e anche lì, poi, ho lasciato, convinto di poter andare avanti solo con l'Ayurveda.

Cosa che ho fatto dal primo di gennaio del 2010 a tutt'oggi e la ricerca si è poi allargata da un punto di vista psicologico e filosofico, fino ad arrivare a un desiderio ardente di trovare Dio e di **entrare in contatto, in comunione con la parte più spirituale**.

D. Come presenterebbe questa disciplina, per essere sicuro di essere compreso anche da qualcuno che non ne sa nulla?

R. La medicina ayurvedica è una scienza tradizionale, fa parte proprio dell'esistenza della vita. Non è una religione, non è nulla di fanatico.

La bellezza è che ciascuno può continuare a portare avanti le sue modalità e i suoi interessi, ma l'Ayurveda è a sua disposizione: è una serie di abitudini, di stili di vita, di modi di comprendere come entrare in risonanza, in armonia con tutto l'ambiente, con tutti gli agenti atmosferici per essere davvero in salute.

Poiché l'Ayurveda è uno dei quaranta aspetti della scienza vedica, c'è un intero mondo che non solo comprende la parte fisica, ma tutti i livelli.

Ciascuno di noi può arrivare all'Ayurveda attraverso un massaggio, oppure si può avvicinare attraverso la lettura di un libro, qualcuno si può avvicinare attraverso l'alimentazione, un altro si può avvicinare attraverso una disintossicazione, un consulto ayurvedico con la diagnosi del polso, un altro ancora si può avvicinare attraverso un corso di Ayurveda.

C'è tutta una serie di possibilità. E anche le medicine, i prodotti ayurvedici hanno una capacità di poter trattare, di poter rimettere in equilibrio alcune situazioni che, appunto, fino a quel momento potevano essere in squilibrio.

È una scienza assolutamente molto pratica, al di là della spiritualità alla quale tutti aneliamo e che essa sottende ad ogni principio, è molto, ma molto, molto pratica.

D. Se ci sono diverse scuole o correnti di questa disciplina, opera seguendone una in particolare?

R. L'Ayurveda è l'Ayurveda. Fa parte della vita. Però è ovvio che anche in Italia, non essendoci una regolamentazione, ci sono vari orticelli.

Ognuno, semmai, pensa di essere il portatore della verità, ma alla fine: l'Ayurveda fa parte proprio del ciclo della vita. È sempre stata, sempre è e sempre sarà.

Perché non può cambiare, in quanto **è legata a delle leggi di natura e i principi della natura sono basati su principi eterni, immodificabili**.

Però è vero che ci sono anche case farmaceutiche che distribuiscono prodotti diversi; ci sono alcune tradizioni differenti; anche nella stessa India, se si va al sud è diverso dal nord, ci sono delle differenze anche a distanza di soli cento chilometri, però fondamentalmente, andando poi al succo della scienza, i principi sono quelli.

D. Integra questa disciplina con altre?

R. No. Ho fatto una scelta. Ero anche floriterapeuta, seguivo anche altre medicine, ma una volta che ho chiuso con la medicina ufficiale – *la medicina generale* – ho scelto anche consapevolmente di non seguire più niente, di occuparmi solo ed esclusivamente dell'Ayurveda.

Questo non perché le altre non funzionassero, ci sono molte integrazioni. Intendo: i fiori di Bach andrebbero benissimo, così come l'osteopatia, la terapia cranio sacrale, le costellazioni familiari, dipende da come si fanno, da quali studi, da quali pratiche.

Io non sono soltanto uno studioso. Adesso mi sto anche avvicinando alla conoscenza un po' più profonda del sanscrito, ma quello che è importante è la pratica e quindi: **yoga, meditazione, un'attenzione anche al modo di mangiare, all'essere fluidi.**

Si può integrare, sicuramente, ma io credo che poi uno debba fare una scelta profonda, relativa a ciò che sceglie di essere: **la parte del sé più importante.**

D. Ritiene che la medicina naturale sia stata sottovalutata nel processo che ha portato allo sviluppo del corpus della medicina allopatica?

R. Diciamo che la medicina naturale può avere varie sfaccettature, nel senso che alcune piante, così come la fitoterapia possano essere considerate, però, in maniera molto marginale.

Diciamo che la medicina ufficiale, o meglio, la medicina ufficiale e l'Ayurveda e la medicina cinese sono quelle tradizionali.

La medicina occidentale, soprattutto adesso, negli ultimi anni, con il Covid, ha dimostrato la sua impotenza e il suo potere, impotenza e nello stesso tempo la sua arroganza di poter pensare di essere in assoluto la scienza ottimale, ma in realtà, ci sono delle grosse carenze.

La medicina è una, così come la religione è una, pertanto, io credo che l'integrazione di più situazioni possa portare sicuramente a un aiuto, a una consapevolezza maggiore.

Siamo in un'era in cui l'energia viaggia a grandi velocità sotto tutti i punti di vista e questo è il lavoro principale: *quello di esserne consapevoli al cento per cento e di fare in modo che la gente si possa avvicinare a una profondità tale da rendersi conto che non siamo un corpo, ma c'è qualcosa di più che permette di fare in modo che il corpo si sostenga.*

D'altra parte, un albero viene sostenuto non soltanto dalle radici, ma anche dalla linfa che si muove al suo interno, anche se noi non la vediamo.

Nello stesso tempo, nel nostro corpo c'è qualcosa che noi non vediamo, ma questo è quello di cui i fisici quantistici stanno parlando adesso: **c'è un qualcosa che non si muove, ma che è quella che sostiene un po' tutto l'universo**.

I veggenti ayurvedici, migliaia e migliaia di anni fa, l'avevano intuito, difatti, quello che la fisica quantistica sta riesumando e sta "scientificamente" considerando come verità – *parlando di campo unificato* – non è altro che ciò che secondo la scienza vedica è indicato come le proprietà della coscienza ed è stato, appunto, trasmesso in maniera intuitiva già migliaia di anni fa.

D. Che cosa pensa della difficoltà che le tecniche alternative incontrano nell'essere presentate al grande pubblico?

R. Le difficoltà maggiori credo che siano dentro di noi.

Le limitazioni di volersi vedere delle cose, di integrare parti di noi che sono sconosciute o nascoste nelle profondità del subconscio.

Alcune limitazioni possono dipendere dal costo dei farmaci, dal fatto che non vengano dispensati dal servizio sanitario come invece accade in altre nazioni: in Francia, in Germania, in Svizzera.

In Svizzera, rimborsano anche un massaggio ayurvedico, mentre qui in Italia è un po' più difficile, quindi queste sono delle limitazioni.

Ma al di là di questi aspetti economici, o altro, credo che la limitazione più grande, sia **la difficoltà per ciascuno di noi di guardarsi dentro.**

D. Mi pare di vedere che la medicina allopatica sia a un punto critico. Da una parte si è giunti a una iperspecializzazione che suddivide l'essere umano in apparati e organi a sé stanti; dall'altra si ha una generalizzazione di protocolli che azzerano le differenze individuali di organismi unici e complessi quali sono gli esseri umani. Che cosa ne pensa?

R. Di questo abbiamo marginalmente già parlato prima. C'è una iperspecializzazione, c'è un tentativo di frammentare il corpo in tante piccole parti, anche da un punto di vista chirurgico: non c'è soltanto l'ortopedico, ma c'è lo specialista della mano, quello del dito e così via. Va bene, è una scelta.

La medicina occidentale ha sicuramente le sue qualità positive, soprattutto in situazioni di acuto e questo è fuor di dubbio.

Però, si può evitare anche di andare nell'acuto se si ha uno stile di vita ottimale, se si ha un desiderio di fare delle pratiche che la medicina occidentale non considera e ci sono anche qui delle limitazioni.

Io credo l'integrazione tra oriente e occidente sarebbe la cosa migliore.

D. Secondo lei, si può riscontrare un pregiudizio a doppio senso che impedisce alle due parti di collaborare apertamente e costituire una nuova metodologia che reintroduce la natura, oltre alla chimica? Che torna a guardare anche indietro, alle origini e non soltanto in avanti all'ingegneria e alla bionica? Quali osservazioni vuole condividere in merito?

R. Certo, io credo che, quando Paramhansa Yogananda andò in America nel 1920 – anche vestito in maniera completamente diversa da quelli che erano gli standard occidentali – ciò che apportò e ciò che continua a essere la base dei suoi insegnamenti è proprio **il portare un'unione tra il cristianesimo e, per esempio, gli insegnamenti dell'antica India.**

Non c'è niente di differente tra una cosa e l'altra, a patto che si vadano ad approfondire nella giusta maniera. Io credo sia auspicabile – e debba essere fatto nella giusta maniera – questa unità d'intenti a patto, ripeto, che si metta un po' da parte l'ego di ciascuno.

Ognuno pensa di essere depositario della verità, di poter essere utile e ciò che limita l'unione tra, diciamo, gli insegnamenti orientali e quelli occidentali, sia proprio l'ego. Credo che l'oriente abbia bisogno anche della "diagnostica" dell'occidente, diciamo, di eventuali esami strumentali e che l'occidente abbia necessariamente bisogno di una soggettività che in questo momento è assolutamente persa.

D. Quale messaggio vuole lasciare a chi legge? Che cosa vorrebbe portare come punto di vista e di svolta a conclusione di questa intervista?

R. Che ciascuno è veramente responsabile della propria vita e che noi abbiamo il compito – il dovere – **di diventare la migliore versione di noi stessi. In ogni momento.** A prescindere da quelli che sono gli schemi che la società vuole imporci.

E abbiamo il compito e veramente, la responsabilità – per noi stessi, ma anche per tutte le generazioni future, a seguire – di poter essere sempre un pochettino più consapevoli, nelle varie cose che facciamo: dal mangiare, dal relazionarci, dall'essere un po' più in pace, essere un po' più felici.

E la medicina occidentale, la cultura occidentale fanno un po' più fatica a esprimersi in tal senso.

Credo che questo sia il messaggio che si vuole lasciare: *cercare di essere più in salute, più in pace e più felici.*

D. C'è un'immagine che secondo lei può essere considerata rappresentativa di questa disciplina, della medicina ayurvedica in particolare?

R. Le cinque dita della mano, l'albero che rappresenta anche i cinque elementi, con tutte le varie sfaccettature, ma fondamentalmente: *le cinque dita della mano sono i cinque elementi* e così via. Però ce ne possono essere anche altre.

Contatti:

dottor Fabio Basalisco

Contrada Lamammolilla 476 - Monopoli
+39 3406351729

purusha.fabio@yahoo.it
FaceBook dhananjaya fabio basalisco
e anche ayurveda formazione trattamenti
panchakarma

LA MEDICINA OMEOPATICA

Nasce, per come la conosciamo ora, in Germania grazie al lavoro del medico tedesco Hahnemann. Come abbiamo già visto, Ippocrate di Kos (466-377 a. C.) pose le basi per la laicizzazione della medicina.

Egli concepì un sistema basato su quattro umori, situati in quattro distinti organi, la cui prevalenza costituzionale dava origine a quattro temperamenti:

soggetti sanguigni, *nei quali prevale l'elemento sanguigno;*
soggetti flemmatici, *più predisposti a malattie respiratorie;*
soggetti biliari, *ovvero i soggetti irruenti;*
soggetti melanconici, *in cui prevaleva l'aspetto di bile nera.*

L'uomo di Ippocrate era un insieme di sintomi fisici, ma anche di emozioni e questo fu l'inizio di una nuova attenzione per l'aspetto psicosomatico dell'individuo e la sua unicità.

In questo modo, la medicina venne sganciata dal mondo soprannaturale e magico, diventando una disciplina basata sull'osservazione del paziente e dei suoi sintomi.

Grazie alle sue osservazioni, **Ippocrate scoprì** che *si potevano curare alcune malattie somministrando piccole dosi di alcune piante che, se somministrate in dosi elevate in persone sane, causavano un'intossicazione simile a quella del malato.*

Un esempio è quello dell'elleboro, una pianta che può causare dissenteria ematica in un soggetto sano, ma come infuso a basso dosaggio è in grado di curare alcuni tipi di dissenteria e di gastroenterite.

Con queste osservazioni, pose le basi della teoria della similitudine, del similia similibus curentur, ossia, si curino i simili con i simili. Per questo motivo si fa risalire a Ippocrate l'origine primaria di uno dei concetti fondamentali dell'omeopatia, ovvero la teoria dei simili.

Successivamente, Galeno, uno dei suoi allievi, portò in evidenza il concetto opposto, la legge dei contrari o contraria contrariis curentur, ossia, si curino i contrari con i contrari: chi ha freddo si scaldi, chi ha la febbre si metta qualcosa di freddo sul corpo.

Secondo questa teoria, se si dà per vero che la malattia abbia una causa, **eliminando la causa si cura la malattia**.

Seguendo un percorso di sviluppo progressivo che abbiamo già tratteggiato, la medicina si sviluppò e vennero introdotti nuovi metodi di cura.

La nascita della medicina omeopatica è legata storicamente alla figura di Samuel Hahnemann (1745-1843), medico e farmacologo sassone che mal sopportava le troppe discrepanze tra diverse scuole di pensiero.

Diversi metodi di cura che non agivano in modo uniforme sulle diverse malattie, a loro volta presentate e presentantesi in modi diversi.

Come nel caso dell'elleboro di Ippocrate, osservò che l'intossicazione causata dalla corteccia della china sui raccoglitori, causava una febbre simile a quella malarica, mentre la somministrazione del chinino curava le febbri malariche.

Fu questo dato a fargli decidere di riprendere la teoria della similitudine. Hahnemann la portò a un nuovo livello di elaborazione fornendo le basi della medicina omeopatica.

Introdusse *lo studio dell'osservazione del farmaco* e affermò che **l'unico modo per conoscere un farmaco fosse lo studio del suo effetto su un soggetto sano.**

Grazie a questa informazione, il medico sapeva tutto ciò che era necessario sapere su quel determinato farmaco.

La dinamica che mise in evidenza con i suoi esperimenti fu la seguente:
- soggetto volontario sano → dosi elevate di farmaco → intossicazione;

- soggetto volontario che è stato intossicato → dosaggio inferiore a quello tossico → miglioramento.

La malattia naturale era dunque un insieme di sintomi e andava messa a confronto con la malattia indotta causata dalla capacità tossicologica di un certo rimedio, fosse esso di origine vegetale, animale o minerale.

Si trattava di un metodo diagnostico completamente innovativo. Egli osservava inoltre il soggetto nella sua interezza di fisicità, emotività e parte psichica, mentre continuava a sperimentare sulle diluizioni delle sostanze che esaminava.

Un altro esempio: i soggetti che avevano assunto ripetutamente il veleno diluito dell'ape sviluppavano dolori e gonfiori simili a quelli derivanti dalla puntura dell'insetto come arrossamento, gonfiore, dolore pungente e si comportavano come l'animale, mostrando una frenesia laboriosa e ordinata, sognando di volare.

Ottenne una imponente banca dati sugli effetti dei farmaci in base alla loro concentrazione e anche in base alla lunghezza del periodo di somministrazione.

Notò che le sostanze poco diluite davano sintomi più fisici e localizzati – mal di testa, di pancia, vomito, diarrea –, mentre le stesse più diluite davano sintomi più generali sul comportamento del soggetto.

Vide chiaramente che i vari rimedi potevano causare sintomi diversi in soggetti diversi, alcuni sintomi erano importanti e presenti in tutti, altri erano più rari.

Osservò e prese nota, mantenendo sempre vivo il proprio spirito critico sul lavoro che andava svolgendo.

L'Organon dell'Arte del Guarire è il testo che riporta tutto ciò che scoprì con le sue ricerche e continuò a correggerlo, aggiornando le varie versioni edite.

Studiando le sostanze ipotossiche, meno note al suo tempo di quelle più potenti, Hahnemann lavorò intento a trovare la maggior similitudine tra sintomatologia e tossicologia di un rimedio, cercando di causare il minor danno possibile in

base al principio del primum non nocere –
traduzione latina della frase greca attribuita a
Ippocrate e tuttora alla base dell'esercizio della
medicina – che significa: **per prima cosa, non
nuocere.**

Le diluizioni avvenivano utilizzando acqua o alcool
come mezzo di soluzione, a seconda della sostanza
d'origine e divennero infinitesimali, passando da
decimali a centesimali.

Sono proprio queste ultime quelle ancora in uso
oggi, con la siglia **CH**, ossia, **Centesimale
Hahnemanniana**.

Sperimentando le diluizioni e osservandone gli
effetti sui soggetti volontari, non si rese conto che
c'era un punto oltre al quale si superava il numero
di Avogadro e che quindi si perdeva completamente
traccia della sostanza d'origine.

*(Per chi fosse interessato, il numero di Avogadro è
una costante fisica che indica il numero di
particelle elementari, siano esse atomi o molecole,
contenute in una mole di sostanza ovvero il
numero di atomi di Carbonio-12, o ^{12}C, presenti in
12 grammi di tale sostanza ed è pari a circa
$6,0223x10^{23}$. Una mole è l'unità di misura
fondamentale del Sistema Internazionale per le
quantità di materia che contiene un numero di
particelle elementari pari a quelle presenti in 12
grammi di ^{12}C).*

Ancora oggi, questo è il fulcro della leva sulla quale
si incentrano le critiche alla medicina omeopatica,
nonostante sia stata riconosciuta come atto medico
nel 2002 da un'apposita delibera della **FNOMCeO**

la **Federazione Nazionale degli Ordini dei Medici Chirurghi e degli Odontoiatri**.

Inoltre, dal 2013 esiste un regolamento codificato sui criteri e le modalità per la qualità della formazione e dell'esercizio dell'omeopatia, riservata alle professioni che prescrivono farmaci previste dalla Legge italiana, ossia medici, odontoiatri, veterinari e farmacisti a seconda delle relative competenze.

L'omeopata è un medico che, dopo essersi laureato in medicina ed aver conseguito l'abilitazione all'esercizio professionale, ha conseguito una conoscenza specialistica aggiuntiva attraverso un percorso formativo dedicato.

Si avvale dei principi e della diagnostica della medicina ufficiale e utilizza l'omeopatia come metodo complementare o alternativo a quello tradizionale.

I preparati omeopatici vengono dunque considerati farmaci a tutti gli effetti, nonostante i nostri attuali metodi di misurazione non consentano, per il momento, di rilevare la presenza della sostanza attiva in quelli con le più alte diluizioni.

Esiste un altro concetto cardine e tuttora dibattuto della medicina omeopatica: *quello relativo alla dinamizzazione*.

Si tratta dell'azione di agitazione del flacone che contiene la sostanza diluita e che va ripetuta ad ogni diluizione.

Hahnemann scoprì che sottoporre a energico scuotimento le varie diluizioni ne aumentava l'efficacia.

Arrivò a ripetere 100 cosiddette succussioni in senso verticale ad ogni passaggio di diluizione. Il termine dinamizzazione fu scelto da Hahnemann stesso dal greco Dynamis: ***energia***.

La diluizione della sostanza tossica elimina le potenzialità di tossicità, ma è la dinamizzazione che conferisce alla diluizione stessa la capacità energetica che è alla base dell'azione del rimedio omeopatico: **senza la dinamizzazione, il preparato finale è privo di efficacia terapeutica.**

Come si spiega tutto ciò?

Secondo le recenti informazioni introdotte dalla fisica quantistica, **la materia non è altro che una particolare concentrazione di campi energetici.**

A questo punto, non è così irrazionale pensare che anche le deboli frequenze elettromagnetiche emesse da poche molecole, possano interagire con campi energetici più forti, innescando fenomeni osservabili, seppure non facilmente comprensibili.

Il rimedio omeopatico diluito e dinamizzato presenta proprietà biologiche distinte rispetto a una soluzione semplicemente diluita e ciò è stato dimostrato da numerosi studi in campo chimico, fisico e biologico pubblicati dal 2015 a oggi.

Gli studi del dott. Jean-Louis Demangeat, responsabile del servizio di medicina nucleare all'ospedale di Haguenau in Francia, hanno dimostrato la peculiarità delle proprietà fisiche delle soluzioni dinamizzate.

In uno studio del 2020, il team del fisico Stéphan Baumgartner, attivo presso l'Università di Berna in Svizzera, ha dimostrato che le soluzioni omeopatiche mostrano differenze tra loro, in base all'intensità delle dinamizzazioni effettuate.

Nel 2017 sono stati fatti esperimenti sull'effetto di rimedi omeopatici sulla germinazione Gli effetti della dinamizzazione sono stati dimostrati anche sulla germinazione dei semi di grano. Nel 2017, il team della Prof. Lucietta Betti, dell'Università di Bologna, ha constatato che le soluzioni omeopatiche diluite e dinamizzate hanno un impatto più evidente sulla germinazione dei semi di grano, rispetto a quelle che non sono dinamizzate.

Nella scuola tedesca e anglosassone la dinamizzazione è nota col sinonimo di potenza e vengono indicati diversi siti di azione del rimedio omeopatico in base alla sua potenza o dinamizzazione.

Bassa potenza: tessuti a rapida crescita come mucose, pelle, midollo osseo e il tratto gastrointestinale.

Media potenza: muscoli, fegato, rene, osso e cartilagine.

Alta potenza: sistema endocrino, sistema nervoso periferico, innervazione neurovegetativa, nuclei sotto corticali, parte del sistema nervoso centrale.

Altissima potenza: sistema nervoso centrale e le sue più elevate funzionalità.

Nonostante la dinamizzazione sia stata ovviamente automatizzata nel processo di produzione dei rimedi omeopatici, alcuni produttori prediligono tuttora la preparazione manuale che sostengono conduca a una maggiore efficacia.

In ogni caso, Hahnemann fece affermazioni sempre direttamente collegate a quanto osservava continuamente e concretamente sui soggetti volontari.

Secondo lui, il malato non andava soltanto osservato, ma conosciuto per non limitarsi a identificarlo solo per una determinata malattia.

Ci sono motivi diversi per manifestare gli stessi sintomi: ***il paziente va inteso come entità fisica e spirituale, con una sua etica e un proprio modo di vedere la vita***; *bisogna conoscere anche l'ambiente in cui vive.*

E se la stessa malattia si manifesta in modo diverso, significa che **il terreno su cui le cause agiscono è diverso per ognuno**.

Per questo andò a riconsiderare i quattro temperamenti di Ippocrate e a osservare come ci siano soggetti più reattivi di altri, soggetti più predisposti a certe patologie di altri, come un corpo dal sistema immunitario mantenuto efficiente e dai sistemi di eliminazione attivi possa eliminare facilmente diverse tossine.

Grazie a queste osservazioni Hahnemann definì tre diverse fasi della malattia tuttora applicate:

una **fase** cosiddetta **elastica** nella quale si osserva una pronta eliminazione delle tossine, con patologie di modesta entità che vengono superate velocemente e che non lasciano carenze funzionali una volta guarite – come un'orticaria.

Un'altra è la **fase** cosiddetta **di ritenzione** che porta a un accumulo delle tossine e alla cronicizzazione della patologia – come una gastrite.

La terza **fase** deriva **dalla incapacità** di trovare un nuovo equilibrio una volta instauratasi la patologia e la sua degenerazione in patologia evolutiva irreversibile – come un'ulcera.

L'omeopatia si è costantemente rinnovata e oggi si adottano schemi terapeutici diversi da quelli dettati da Hahnemann, tuttavia si tratta di usare gli strumenti attuali per applicare i concetti da lui elaborati con gli studi e i mezzi di allora.

Come già detto, **l'omeopatia viene utilizzata come medicina integrativa**, mantenendo il malato al centro dell'osservazione, privilegiandone la situazione individuale.

Proprio per questo è importante ribadire che **l'omeopata è un medico**, al fine di evitare equivoci – talvolta strumentalizzati – e che si avvale dell'uso di esami, nonché di farmaci convenzionali ove ne valuti la necessità.

Infine, un accenno anche alla **OMOTOSSICOLOGIA**.

Si tratta di una metodica terapeutica diversa dalla omeopatia, principalmente per quanto riguarda il quadro diagnostico di partenza.

Le due si conciliano e si completano a vicenda anche se nell'omeopatia si dà maggiore importanza ai sintomi psico-emozionali, mentali e della costituzione del paziente, mentre nella omotossicologia si dà maggior risalto al quadro clinico e alla sintomatologia.

L'omotossicologia si occupa degli effetti della presenza di tossine nell'uomo e il loro trattamento omeopatico.

Il medico omotossicologo utilizza sia le acquisizioni della medicina omeopatica, sia quelle della medicina convenzionale con **l'obiettivo di ripristinare i meccanismi di disintossicazione naturali dell'organismo.**

Qui di seguito le interviste alla dott.sa Tullia Carnemolla e al dottor Vittorio Marchesi.

Intervista alla *dott.sa Tullia Carnemolla*

Medico Chirurgo Veterinario, ha conseguito la laurea nel 1983 e ha scelto di occuparsi di piccoli animali. Per Boiron, ha tenuto in Italia conferenze rivolte ai Medici Veterinari sui principali rimedi policresti (rimedi usati più di frequente e alle diluizioni minori per sfruttarne l'effetto sintomatico; dal greco poli – molti – e khrestos – utilizzi – n. d. a.). Lavora nel campo della medicina omeopatica veterinaria da trent'anni con risultati ormai consolidati.

D. Desidera fare un'introduzione a questa intervista?

R. No, procediamo pure.

D. Ha deciso di integrare i suoi studi di quella che indichiamo come medicina allopatica con la medicina omeopatica. Che cosa l'ha portata a introdurre questi ulteriori elementi di approfondimento?

R. Opero come medico che integra la preparazione allopatica con discipline considerate "alternative" che io preferisco definire complementari.

Ciò che mi ha portata ad introdurre ulteriori elementi di approfondimento è stata la mia salute. Facevo bronchiti a ripetizione, prendevo antibiotici e fluidificanti in quantitativi industriali, ma da una bronchite passavo ad un'altra senza mai guarire. Questo per anni.

Poi, **mi sono imbattuta in una terapia "naturale"** e sono finalmente uscita dal circolo infinito delle bronchiti. Guarita, finalmente!

Mi sono appassionata a questo metodo terapeutico così diverso e così osteggiato. Ho iniziato a studiare, frequentare dei corsi, comprare libri, confrontarmi con i colleghi, lavorare su di me e sugli animali condotti nel mio studio dai proprietari, con risultati a volte clamorosi, altre volte deludenti ed ho capito che **se la terapia non funziona la colpa, in genere, è del medico**.

D. Come presenterebbe questa disciplina per essere sicura di essere compresa anche da qualcuno che non ne sa proprio nulla?

R. Presentare il metodo? Un esempio molto semplice. Come mai per me 37,2 è febbre spossante, mentre un altro deve arrivare a 39 per stare male? Semplice: *questione di costituzione*.

Il mio corpo reagisce in un modo e il suo in tutto un altro. Io ci metterò una settimana, lui in tre giorni sarà fuori dal letto per una reattività evidentemente diversa, più lenta in me, più rapida in lui.

È evidente che la terapia non sarà la stessa perché diversa è, appunto, la reattività.

Quindi, l'omeopatia si propone di individuare il rimedio specifico per quel determinato soggetto, con la sua storia che si tratti di essere umano oppure di animale.

È dunque necessaria l'anamnesi del soggetto (vedi oltre per la definizione n. d. a.), oltre ad individuarne la reattività e la costituzione: tutti dati di cui tenere conto per individuare il rimedio.

D. Se ci sono diverse scuole o correnti di questa disciplina, opera seguendone una in particolare?

R. Ci sono diverse scuole di pensiero nella disciplina che ho scelto: l'omotossicologia tedesca, l'omeopatia tedesca, inglese, francese, sudamericana ecc.

Ci sono rimedi compositi e unitari. Io utilizzo ciò che mi sembra più adatto al paziente, tenendo anche conto della disponibilità del proprietario, cosa fondamentale nel nostro campo anche con i farmaci tradizionali.

E se serve l'antibiotico o il cortisone, verranno utilizzati senza pregiudizi.

D. Integra questa disciplina con altre?

R. Certo, integro questa disciplina con altre: **agopuntura, elettroagopuntura di Voll, floriterapia, fitoterapia, biodinamica cranio-sacrale ecc.**

La curiosità, soprattutto, mi ha portata ad approfondire le varie discipline, perché in molti casi, è necessaria la comprensione delle interazioni tra le varie tecniche e i vari medicamenti, per approfondire le dinamiche che si vengono a creare.

D. Ritiene che la medicina naturale sia stata sottovalutata nel processo che ha portato allo sviluppo del corpus della medicina allopatica?

R. Certamente la medicina naturale ha subito un brusco contraccolpo a causa delle grandi case farmaceutiche che vedevano diminuire i profitti con l'incremento della medicina alternativa: cosa c'era di meglio di una campagna denigratoria?

Il tempo ha mostrato che più di ogni ostacolo contano le persone che la sviluppano, le persone che se ne interessano. *La natura trova sempre la sua via.*

D. Che cosa pensa della difficoltà che le tecniche alternative incontrano nell'essere presentate al grande pubblico?

R. La difficoltà del grande pubblico consiste nel non sapere distinguere ciò che viene spacciato per "verità assoluta" e la "**verità reale**" dalla fisiologia.

D. Mi pare di vedere che la medicina allopatica sia a un punto critico. Da una parte si è giunti a una iperspecializzazione che suddivide l'essere umano in apparati e organi a sé stanti; dall'altra si ha una generalizzazione di protocolli che azzerano le differenze individuali di organismi unici e complessi quali sono gli esseri umani.

Che cosa ne pensa?

R. La medicina allopatica è ormai un insieme di protocolli separati per organo che non tiene minimamente conto dell'insieme del soggetto e, spesso, neppure dell'anamnesi – cioè la storia clinica del paziente. Questo fa sì che si guarisca un organo facendone ammalare un altro, l'opposto di ciò che fa la medicina alternativa.

D. Secondo lei, si può riscontrare un pregiudizio a doppio senso che impedisce alle due parti di collaborare apertamente e costituire una nuova metodologia che reintroduce la natura, oltre alla chimica?

Che torna a guardare anche indietro, alle origini e non soltanto in avanti all'ingegneria e alla bionica?

Quali osservazioni vuole condividere in merito?

R. Difficile che le due correnti possano dialogare trattandosi di un *dialogo tra sordi*.

Prendiamo ad esempio **la questione dell'effetto placebo applicato agli animali**. È vero che quando si effettuano dei test farmacologici in campo veterinario, viene sempre utilizzato il doppio cieco, introducendo parallelamente al farmaco da testare il placebo, ossia un farmaco inerte, generalmente acqua.

Il placebo, in campo veterinario, non mette in evidenza un eventuale effetto psicologico del trattamento sull'animale, poiché l'animale stesso non è in grado di comprendere la differenza tra le due sostanze indipendentemente dal fatto che gli venga comunicato o meno.

Il risultato del test con placebo in campo veterinario è quello di avere due tipi di campione: quello trattato e quello no.

Anche la questione della diluizione e della riduzione delle molecole di sostanza attiva al di sotto del numero di Avogadro è un argomento di dibattito, ma ciò che non sappiamo misurare, non è necessariamente assente, come abbiamo visto in molte altre occasioni nel corso dell'evoluzione della nostra scienza. (*Un cenno al numero di Avogadro e al suo significato si trova nel capitolo dedicato proprio alla medicina omeopatica n. d. a.*)

D. Quale messaggio vuole lasciare a chi legge? Che cosa vorrebbe portare come punto di vista e di svolta a conclusione di questa intervista?

R. Il messaggio per chi legge è semplice: **PRIMUM NON NOCERE (*per prima cosa, non nuocere* n. d. a.),**

poi **cerca di capire e ascolta il tuo corpo che sa di cosa ha bisogno e ha tutte le capacità di autoguarirsi.**

E se ami gli animali, fai lo stesso per loro. Con la medicina naturale si dà l'innesco alla guarigione ed è poi il corpo del paziente a completare il percorso.

D. C'è un'immagine che secondo lei può essere considerata rappresentativa di questa disciplina, della medicina omeopatica in particolare?

R. L'immagine rappresentativa dell'omeopatia è quella dei **cerchi concentrici sempre più grandi in un lago dove è stato gettato un sasso**: si parte da un puntino – la sintomatologia e il rimedio – e si coinvolge tutto l'insieme.

Contatti:

dott.sa Tullia Carnemolla

+39 3499769229 solo via whatsapp

tulliacarnemolla@libero.it

Intervista al **dottor Vittorio Marchesi**

Medico, si è laureato a Torino nel 1985. Nello stesso anno ha anche conseguito il diploma in omeopatia, rilasciato dalla Scuola Internazionale di Omeopatia di Torino.
Dal 1987 esercita come Medico Omeopata.
In seguito ha perfezionato la formazione con Corsi Master a Milano per due anni con A. Masi Elizalde e per sei anni con R. Petrucci presso il Centro di Omeopatia.

Inoltre ha frequentato Seminari Master con: G. Vithoulkas, P.S. Ortega, P.Herscu, F.Schroyens, R. Petrucci, M. Mangialavori, G. Dimitriadis, S.e B. Joshi, D. Spinedi.
Iscritto alla Federazione Italiana Associazioni e Medici Omeopati ed al Registro Italiano dei Medici Omeopati Accreditati della Società Italiana Medicina Omeopatica.

D. Desidera fare un'introduzione a questa intervista?

R. No, procediamo pure.

D. Ha deciso di integrare i suoi studi di quella che indichiamo come medicina allopatica con la medicina omeopatica. Che cosa l'ha portata a introdurre questi ulteriori elementi di approfondimento?

R. Io sono stato spinto, sin da quando ero studente, ad ampliare la mia preparazione, perché ero consapevole che ciò che avevo imparato fino a quel momento non fosse adeguato sia per una conoscenza dell'uomo in senso olistico, sia per la prescrizione delle terapie adatte.

Ho quindi studiato la medicina omeopatica ed in seguito la medicina antroposofica. Negli anni successivi, ho approfondito i miei studi frequentando nuovi corsi di omeopatia, e studiando i vari aspetti della medicina naturale allo scopo di avere tutti quegli strumenti che mi potevano permettere di prevenire e curare anche patologie impegnative.

D. Come presenterebbe questa disciplina – la medicina omeopatica – per essere sicuro di essere compresa anche da qualcuno che non ne sa proprio nulla?

R. La medicina omeopatica si basa sull'intuizione del medico tedesco Samuel Hahnemann. Egli osservò che **la china, veniva usata per curare la malaria;**

tuttavia, **sperimentata in una persona sana, le causava sintomi simili a quelli della malaria stessa.**

Sperimentò la somministrazione di alcune sostanze naturali in persone sane, causando una leggera intossicazione con sintomi che annotò con cura. Poi le somministrò diluite al punto da eliminare gli effetti collaterali in persone che manifestavano gli stessi sintomi e arrivò a elaborare la "**Legge dei simili**": *una sostanza può curare i sintomi che causerebbe a dosi tossiche in una persona sana.*

Questa è la base su cui si fonda l'omeopatia.

L'omeopatia classica, quella che deriva direttamente da Hahnemann, **prevede l'utilizzo di un solo rimedio per persona.**

I rimedi sono tutti di origine naturale: **di derivazione vegetale, minerale, e animale.**

Quindi l'omeopatia classica prevede l'utilizzo del rimedio unico che corrisponde, globalmente, a quella specifica persona: *ai sintomi fisici, ai sintomi psichici ed alle caratteristiche costituzionali.*

L'effetto di questo rimedio è globale, agisce cioè a tutti i livelli e permette un riequilibrio generale. Ha un effetto antinfiammatorio, anti-infettivo, va a regolare il sistema neurovegetativo, il sistema endocrino, il sistema immunitario e nello stesso tempo, riequilibra profondamente la psiche.

Non soltanto la persona si sente più serena e dorme meglio, ma spesso i pazienti riferiscono anche di sognare di più.

Possiamo così constatare che il farmaco ha un effetto anche sull'inconscio. Potremmo dire che questo farmaco attui un'accordatura dell'organismo come i musicisti fanno coi loro strumenti: l'accordatura non si ripete fino a quando non risulti nuovamente necessaria.

Allo stesso modo, *il rimedio omeopatico si può sospendere nel momento in cui il paziente sta meglio per giorni, settimane, mesi o anni e potrà essere ripreso quando il paziente ne avrà di nuovo bisogno.*

D. Se ci sono diverse scuole o correnti di questa disciplina, opera seguendone una in particolare?

R. L'impulso di Hahnemann ha dato vita nel tempo a diverse correnti.

L'unicismo mantiene inalterato nel tempo il pensiero di Hahnemann, viene così prescritto *un rimedio per volta che deve corrispondere a tutti i disturbi del paziente.*

Il pluralismo del francese Léon Vannier prevede *la somministrazione di alcuni rimedi contemporaneamente.*

La medicina Antroposofica secondo gli impulsi di Rudolf Steiner *valorizza l'elemento spirituale presente nell'uomo e lo pone in relazione col cosmo.*

L'Omotossicologia inaugurata dal tedesco Hans Heinrich Reckeweg è un *metodo aperto alle conquiste della biologia molecolare e dell'immunologia.*

Io personalmente ho avuto modo nel tempo di studiare i diversi metodi **e scelgo ad ogni visita quello che può essere più adatto per il paziente.**

D. Integra questa disciplina – la medicina omeopatica – con altre?

R. Sì. Possiamo distinguere due parti costitutive dell'essere umano: **il corpo fisico e la psiche.**

Parleremo di disturbi somatopsichici quando il corpo fisico condiziona la psiche e di sintomi psicosomatici quando la psiche influenza il corpo fisico.

Per il riequilibrio del corpo consiglio integratori vitaminici, minerali e oligoelementi, nutraceutici, fitoterapici, gemmoterapici, fermenti lattici.

Per l'equilibrio psichico possono essere utili Fiori di Bach e fitoterapici. Ho inoltre approfondito la medicina psicosomatica.

Dovremmo considerare **l'importanza del corpo energetico** in cui *l'energia vitale scorre in canali chiamati meridiani ed attraverso centri energetici o chakra.*

Il corpo energetico mantiene tutte le memorie delle disfunzioni, dei conflitti e dei traumi non risolti del presente, del passato prossimo e remoto, della nascita e della gravidanza e delle generazioni che ci hanno preceduto.

L'omeopatia può lavorare con rimedi che hanno effetti sempre più profondi ed energetici a mano a mano che si assumono rimedi con maggiore energia.

Infine vorrei ricordare **l'importanza dell'alimentazione per la salute**, aspetto che mi è stato chiaro fin dall'inizio della mia professione in cui ho approfondito il metodo della Dottoressa C. Kousmine.

D. Che cosa pensa della difficoltà che le tecniche alternative incontrano nell'essere presentate al grande pubblico?

R. Chi si rivolge alle medicine cosiddette alternative lo fa o perché **cerca un approccio più olistico e senza effetti collaterali**, o perché *insoddisfatto dei risultati che ha ottenuto fino a quel momento dalla medicina ufficiale.*

Spesso, in entrambi i casi, il paziente ha una conoscenza superficiale della medicina omeopatica o naturale.

Questo accade perché non c'è un'adeguata informazione sia nella scuola che sui mezzi di comunicazione più diffusi.

D. Mi pare di vedere che la medicina allopatica sia a un punto critico. Da una parte si è giunti a una iperspecializzazione che suddivide l'essere umano in apparati e organi a sé stanti; dall'altra si ha una generalizzazione di protocolli che azzerano le differenze individuali di organismi unici e complessi quali sono gli esseri umani. Che cosa ne pensa?

R. Secondo la psiconeuroendocrinoimmunologia, che è la scienza che studia l'interazione reciproca tra il sistema nervoso, il sistema endocrino, la risposta immunitaria ed il loro effetto sul comportamento umano, **ogni parte influenza tutto il corpo umano.**

La stessa patologia si può presentare con sintomi diversi a seconda delle persone. Andando avanti con l'età, le patologie cronicizzate e curate in maniera sintomatica si sommano le une alle altre.

Quindi il paziente spesso si presenta in studio con più malattie che interessano diversi apparati; un organismo unico e complesso che richiederebbe ***cure il più possibile individualizzate, una medicina di precisione.***

D. Secondo lei, si può riscontrare un pregiudizio a doppio senso che impedisce alle due parti di collaborare apertamente e costituire una nuova metodologia che reintroduce la natura, oltre alla chimica? Che torna a guardare anche indietro, alle origini e non soltanto in avanti all'ingegneria e alla bionica? Quali osservazioni vuole condividere in merito?

R. Senz'altro si potrebbe avere un'integrazione. Va tenuto presente che non si può rinunciare alla medicina allopatica per la cura dei disturbi acuti gravi e nel caso della terapia sintomatica di malattie croniche sistemiche.

Mentre la medicina complementare potrebbe essere da prendere in considerazione per le patologie croniche.

D. Quale messaggio vuole lasciare a chi legge? Che cosa vorrebbe portare come punto di vista e di svolta a conclusione di questa intervista?

R. Vorrei stimolare l'interesse verso la conoscenza della medicina omeopatica e naturale. Ci sono tanti corsi, libri, riviste ma è importante scegliere fonti qualificate.

D. C'è un'immagine che secondo lei può essere considerata rappresentativa di questa disciplina, della medicina omeopatica in particolare?

R. Spesso si dice che il percorso di guarigione dell'omeopatia unicista è un po' come sbucciare una cipolla, nel senso che ogni rimedio che viene somministrato risana e rimuove uno strato della cipolla, dall'esterno all'interno.

Lo strato più esterno corrisponde alla situazione presente mentre quelli più interni al nostro passato.

La guarigione potrebbe così corrispondere alla liberazione da un passato che non è più utile e al completo sviluppo delle facoltà psichiche e spirituali, **cioè alla realizzazione della propria autenticità.**

Contatti:

dottor Vittorio Marchesi

Via Principe Tommaso 49 - Torino
011 6509154

LA MEDICINA ANTROPOSOFICA O STEINERIANA

Nasce in Svizzera come diramazione e derivazione delle teorie della scuola di antroposofia.

Verso la fine del XIX secolo, il pensiero scientifico improntato al materialismo meccanicistico venne applicato alla medicina che, di conseguenza, spostò l'indagine scientifica sull'aspetto fisico e materiale dell'uomo e della natura, dando il via al grande sviluppo della medicina che conosciamo.

Aumentò la disponibilità di mezzi diagnostici e terapeutici e si arrivò a conquiste innegabili nel campo della salute collettiva.

In questo senso va inquadrata la medicina antroposofica che si propose di ampliare la ricerca scientifica dell'epoca andando oltre le dimensioni percepibili del fisico e del materiale, introducendo nella ricerca la vita, la psiche, lo spirito dell'uomo, collegandolo allo spirito dell'universo in cui era ed è immerso.

La medicina antroposofica segue un metodo di indagine scientifico-spirituale ispirata all'antroposofia fondata da Rudolf Steiner (1861-1925): **un cammino di conoscenza che tende a unire la parte spirituale umana a quella dell'universo.**

Al suo approccio scientifico di ricerca, l'antroposofia deve la sua capacità di dare luogo a numerose applicazioni pratiche diffusesi poi in tutto il mondo, come l'agricoltura biodinamica, la pedagogia steineriana Waldorf, l'architettura organica vivente e nuove forme d'arte come l'euritmia o arte della parola visibile.

Tornando al campo medico, diversamente dalla medicina ufficiale che considera l'uomo come un mero corpo fisico, una macchina con parti che si possono guastare e riparare, per la medicina antroposofica l'uomo è costituito da quattro parti o componenti:

il corpo fisico, unica parte materiale, legato allo stato solido, corrispondente al regno minerale;

il corpo eterico o corpo vitale, di natura immateriale, legato allo stato liquido, corrispondente al regno vegetale;

il corpo astrale o corpo animico o senziente, di natura immateriale, legato allo stato aeriforme, corrispondente al regno animale;

il corpo egotico o spirito, generalmente indicato più semplicemente con Io o organizzazione dell'Io, di natura immateriale, legato al calore, corrispondente al regno umano.

Nel corpo fisico, che è solido, operano le forze del cosiddetto corpo eterico – *o vitale* – che tende a combattere la disgregazione del corpo stesso e segue processi che lo conducono verso l'alto, mentre il corpo fisico segue la forza di gravità che lo conduce verso il basso, verso il centro della terra e lasciato a se stesso, seguirebbe le leggi del mondo minerale, come fanno i cadaveri.

Le forze del corpo eterico plasmano le forme del corpo solido attraverso l'elemento liquido e il suo ritmo: la componente acquosa che rappresenta la vita stessa.

I vegetali sono un chiaro esempio di questa dinamica: le radici affondano nel terreno, ma i rami salgono verso il cielo; crescendo, la pianta si sottrae alla forza di gravità.

Gli animali, a differenza delle piante, presentano corpo fisico, corpo eterico e corpo astrale – o animico – cioè manifestano lo sviluppo di una coscienza e l'evidenza di sensazioni, di sentimenti, di istinti, desideri, dolore, piacere.

Il corpo astrale si collega al corpo fisico attraverso l'elemento aeriforme e il ritmo della respirazione. Il movimento autonomo li dota, inoltre, di una maggiore vivacità rispetto ai vegetali.

Nell'uomo il corpo eterico compenetra il corpo fisico ed è immerso nel corpo astrale che lo dirige come per gli animali, ma presenta una quarta parte costituente: *l'Io, l'organizzazione dell'Io.*

Il calore è l'elemento che, attraverso il sangue che ne è il veicolo organico, collega l'Io al mondo della materia.

L'uomo è consapevole di essere autocosciente, pensa, è creativo e altrettanto distruttivo, si entusiasma e si disamora delle cose e delle idee. Ha un'attività culturale che lo differenzia dagli animali, sa progredire e rielaborare le capacità acquisite dai suoi antenati, mentre gli animali si limitano a perpetuarle.

La medicina antroposofica è un ampliamento della medicina convenzionale. L'uomo è diviso in tre poli: quello neurosensoriale, quello del ricambio e delle membra e infine, quello ritmico. Lo squilibrio tra queste componenti è all'origine della malattia.

Il polo neurosensoriale è costituito dal sistema nervoso e dalla pelle. Il polo del ricambio e delle membra è quello rappresentato dall'apparato digerente ed escretore, nonché, ovviamente, dagli arti. Il polo ritmico è dato dal sistema cuore-polmone, dalla respirazione e dall'apparato circolatorio.

Il sistema neurosensoriale è il polo della quiete, ha sede principalmente nel capo, l'attività è quella del pensare del dare forma e solidificare, del ricordare e si collega al passato e alle radici della pianta.

Il sistema del ricambio e delle membra è il polo opposto del movimento, della trasformazione, ha sede principalmente nell'addome, l'attività è quella di rendere appartenenti al corpo sostanze di provenienza esterna, del volere e si collega al futuro e al fiore della pianta.

Il sistema ritmico pareggia continuamente le due polarità opposte appena descritte, ha una sede intermedia tra i due precedenti, principalmente nel torace, l'attività è quella respiratoria e circolatoria, è il sentire e si collega al presente e alle foglie della pianta.

I tre sistemi appena descritti operano in tutto il corpo umano, in tutte le sue parti. Benché venga descritta una sede principale, ogni singola area e ogni singola cellula componente esprime i tre poli con differenti gradazioni, a seconda della funzione che svolge all'interno del corpo, dell'apparato, dell'organo. È lo squilibrio dell'attività relativa tra questi tre poli a generare la malattia.

La malattia origina dall'interruzione dell'armonia tra i tre poli costituenti il corpo fisico e da qui si irradia alle quattro parti o componenti descritte precedentemente; dunque, essa rappresenta uno squilibrio fisico, ma anche psichico e dell'anima.

Nell'evoluzione dell'essere umano è riassunta tutta la natura ed essa comprende tutti gli aspetti dell'uomo. Prende quindi forma un nuovo concetto: l'uomo ha una misura tutta sua all'interno della natura.

Da qui si apre la via alla preparazione di medicinali a misura d'uomo: **una sostanza naturale può diventare un medicinale perché, fin dalla creazione, ha in sé una parte dell'uomo e porta in sé una parentela curativa.**

I farmaci di sintesi, al contrario, non hanno alcuna connessione con l'origine dell'uomo e per questo causano i numerosi effetti collaterali indesiderati che conosciamo.

I medicinali a misura d'uomo sono privi di effetti indesiderati e in vista dell'area in cui dovranno agire, si preparano in armonia con i processi naturali e le diverse temperature: dal freddo, ai preparati a $37°C$, ai decotti, distillati, carbonizzazioni, incenerimenti.

I dati chimico fisici entrano in una dottrina spirituale delle sostanze che valuta i rapporti tra l'uomo e la natura che derivano dalla dottrina evolutiva della scienza dello spirito in chiave antroposofica.

Il chimico Rudolf Hauschka si dedicò allo studio dei processi ritmici – il terzo polo elencato poco sopra – e a lui si deve un processo di produzione unico, nato nel 1935, che permette di conservare gli estratti delle piante officinali senza aggiungere alcool.

Da qui sono nate importanti case farmaceutiche come WALA e Weleda, marchi di prodotti omeopatici e medicinali antroposofici utilizzati da medici, farmacisti, ostetrici e terapeuti.

Il nome Weleda deriva dal più antico termine Velleda – *un sostantivo di origine celtica che significa veggente o profetessa.*

Il nome WALA è un acronimo delle parole Wärme-Asche e Licht-Asche che in lingua tedesca significa: Calore-Cenere e Luce-Cenere, con riferimento al procedimento di produzione delle tinture madri che parte dalla triturazione fine delle piante officinali appena raccolte.

In particolare, i farmaci usati nell'ambito della medicina antroposofica, a differenza di quelli omeopatici, sono generalmente prodotti in forma liquida e non solida. Steiner, inoltre, raccomandava di non superare la 30ª diluizione, per evitare di interferire con i corpi superiori dell'uomo e provocare così eventuali squilibri.

Abbiamo infatti visto, nel capitolo dedicato alla medicina omeopatica e alle diluizioni, come Hahnemann avesse potuto osservare che le maggiori le diluizioni dessero luogo a una più sottile manifestazione dell'effetto.

Viene inoltre presa in considerazione l'area in cui il farmaco deve agire, per decidere quale forma debba avere e secondo quale tecnica vada somministrato.

Se deve agire sul sistema ritmico, dovrà essere iniettata intramuscolo o endovena; se deve agire sul sistema neuro sensoriale, dovrà essere applicata esternamente; se deve agire sul sistema del ricambio, dovrà essere introdotta per via orale.

La medicina antroposofica ha un approccio olistico e si occupa di **ripristinare l'equilibrio alterato dell'individuo** – *nella totalità delle sue componenti* – e fa leva sulla sua **capacità innata di reagire.**

Ogni persona è unica ed è unica anche nel suo modo di ammalarsi ed essere ammalata. Il malato va aiutato a progredire nel suo sviluppo spirituale attraverso l'uso di sostanze naturali, suggerimenti dietetici e strategie terapeutiche come l'euritmia – arte del movimento basata sui principi esoterici propri dell'antroposofia – la pedagogia, i bagni, le passeggiate e terapie fisiche manuali e artistiche.

In particolare, **secondo la medicina antroposofica**, *l'arte può curare la disarmonia alla base dei disturbi di un individuo: la pittura, il disegno, il canto, la danza ricollegano il soggetto alle leggi primordiali della natura e lo aiutano a ritrovare la via verso la guarigione.*

Fu la sua allieva Ita Wegman a riprendere e promuovere la sua opera teorica creando strutture cliniche ed educative.

Oggi, la medicina antroposofica viene integrata nei sistemi sanitari pubblici o in ambulatori e centri terapeutici come ampliamento delle pratiche mediche convenzionali.

Attualmente, la medicina antroposofica è diffusa in 67 paesi del mondo, tra quelli a noi più vicini ci sono Svizzera, Germania, Olanda, Svezia e Inghilterra.

In Svizzera, in particolare, viene integrata nei sistemi sanitari pubblici, mente altrove le prestazioni di medicina antroposofica vengono rimborsate dalle assicurazioni private.

In Italia la diffusione delle conoscenze sulla medicina antroposofica è legata all'attività di Aldo Bargero, un medico italo-prussiano che iniziò a praticare sul finire degli anni '50.

Nel nostro territorio esistono oggi diversi ambulatori e centri terapeutici in cui esercitano circa 200 medici antroposofi aderenti alla Società Italiana di medicina antroposofica (SIMA).

Nonostante questo, anche la medicina antroposofica è legata all'assenza di una specifica legge per le medicine non convenzionali.

Non ci sono ospedali dedicati, ma esiste una struttura di soggiorno a Roncengno, in provincia di Trento: la Casa di Salute Raphael, che è un grande centro di cure termali, fisioterapiche, artistiche e mediche antroposofiche.

A Milano è inoltre attivo il Centro Arte Medica: una struttura dove sono praticate le terapie mediche generali e specialistiche affini alla medicina antroposofica.

Qui di seguito, l'intervista al dottor Sergio Maria Francardo

Intervista al **dottor Sergio Maria Francardo**

Laurea in Medicina e Chirurgia ottenuta a Milano nel 1980.

Medico antroposofo libero professionista dal 1980, è membro della Società Italiana di Medicina antroposofica S.I.M.A. e docente nei corsi per medici e farmacisti di Medicina Antroposofica.

Tema costante della sua ricerca è l'importanza della qualità alimentare per la prevenzione delle malattie.

Autore di numerosi articoli e conferenze sull'argomento, da anni è impegnato nella diffusione di un'agricoltura e di un'industria della trasformazione dei cibi orientata a difendere la salute.

Tiene seminari e corsi di alimentazione nell'ambito delle attività legate all'Agricoltura Biodinamica.
Docente di fisiologia e antropologia medica nel Corso triennale di Formazione alla Pedagogia Steineriana per insegnanti e nella Scuola di Arte della Parola.

È stato membro operativo dalla formazione del Comitato tecnico-scientifico per la Medicina Complementare della Regione Lombardia.

Docente responsabile della Scuola di Medicina Antroposofica in Giappone per medici e farmacisti dal 2002 al 2013.

Autore inoltre di diversi libri tra i quali:

"Medicina antroposofica familiare", che è stato tradotto negli Stati Uniti, in Inghilterra e recentemente in Cina.
"La stagionalità degli alimenti" nutrirsi con i cibi di stagione è la migliore medicina preventiva.
"I semi del futuro". Riflessioni di un medico sui cibi transgenici.
"Rispetto del bambino è salute" Educazione quotidiana del sistema immunitario del bambino.

D. Desidera fare una introduzione a questa intervista?

R. Bisogna considerare il cambiamo che si sta verificando in Italia e in Europa per quanto concerne l'utilizzo delle medicine complementari, indice di un profondo mutamento in atto.

Vi è un mutamento antropologico dell'utenza e da parte della classe medica verso nuove risorse culturali e sistemi terapeutici, che fanno leva su una diversa visione della salute e della malattia.

Nell'ambito della medicina convenzionale l'organismo fisico umano è l'oggetto primario delle sue osservazioni, ne studia le funzioni nella misura in cui sono accessibili agli strumenti conoscitivi della scienza moderna.

Nell'ambito della tecnica medica diagnostica si sono quindi raggiunti dei risultati ammirevoli, che possono dare al medico, e dunque anche al paziente, conoscenze essenziali sulla vita e la malattia.

Ma non basta, occorre ampliare l'orizzonte di osservazione alla complessità della condizione umana.

Ritengo auspicabile lo sviluppo di una Medicina Integrata (MI). La medicina antroposofica è interessante, proprio perché essa si è sviluppata nell'ambito della cultura occidentale, in particolare mitteleuropea, non si è mai posta come medicina alternativa o in opposizione ma come medicina del dialogo che vuole ampliare il punto di vista della medicina accademica.

Ampliare la visione dell'uomo come essere psichico ma anche come essere spirituale cioè portatore di una biografia e di scelte personali.

D. Ha deciso di integrare i suoi studi di quella che indichiamo come medicina occidentale o allopatica, con la medicina antroposofica. Che cosa l'ha portata a introdurre questi ulteriori elementi di approfondimento?

R. Nella mia biografia compare già da studente di medicina un interesse profondo per una visione della medicina personalizzata che tenesse conto della storia personale dei pazienti: sentivo come limitata la raccolta dell'anamnesi ristretta solo agli eventi esteriori di malattia; mi attirava l'elemento individuale, la peculiarità di quel paziente.

Dopo un periodo di interesse verso la cultura orientale come l'agopuntura e la medicina tradizionale cinese ho trovato nella medicina antroposofica un'aspirazione a conoscere e a curare la persona che ho sentito ideale per un ascolto ed una cura che comprendesse le necessità più profonde di chi affronta il disagio.

Ripeto ancora che la distinzione tra medicina ufficiale convenzionale e medicina non convenzionale contrasta profondamente con il pensiero medico antroposofico che vede uomini che nell'ambito della medicina scelgono un atteggiamento interiore.

Vi sono uomini che cercano di confrontare se stessi con un'immagine che, partendo dalla materia, vuole giungere all'uomo. Vi sono poi altri uomini, che cercano di confrontare se stessi con un'immagine – altrettanto scientifica – che partendo dall'uomo si avvicini alla materia, alla natura.

Un atteggiamento che vuole valorizzare questo aspetto umano della medicina che integri, risanandolo, ciò che la tecnologia consente.

D. Come presenterebbe questa disciplina per essere sicuro di essere compreso anche da qualcuno che non ne sappia nulla?

R. La medicina antroposofica nasce intorno agli anni venti del secolo scorso accogliendo le richieste dei discepoli medici di Rudolf Steiner (1861-1925) il fondatore dell'antroposofia come corrente di pensiero e di ricerca spirituale, detta anche scienza dello spirito.

Proprio l'approccio scientifico di ricerca consentì all'antroposofia di dare luogo a numerose applicazioni pratiche che si sono diffuse in tutto il mondo, come l'agricoltura biodinamica, la pedagogia steineriana Waldorf, l'architettura organica vivente, le nuove forme d'arte come l'arte della parola e l'euritmia.

Un medico discepolo di Rudolf Steiner, la dottoressa Ita Wegman volendo dare impulso al movimento medico antroposofico, fondò con il sostegno di Steiner, la prima clinica di medicina antroposofica, tuttora esistente ad Arlesheim (Basilea) con il nome attuale di "Ita Wegman Klinik".

Appare del tutto giustificata quindi l'affermazione che la medicina antroposofica è nata al letto del malato; accogliendo i primi pazienti i medici antroposofi hanno sperimentato le grandi possibilità che tale orientamento offre per stare vicino all'uomo sofferente.

Al giorno d'oggi, esistono numerose cliniche e grandi ospedali antroposofici soprattutto in Svizzera, Germania, Olanda, Svezia e Inghilterra.

In Italia non ci sono ospedali ma esiste una struttura di soggiorno che è la **Casa di Salute Raphael a Roncegno (Trento)** che è un grande centro di cure termali, fisioterapiche, artistiche, alimentari e mediche antroposofiche.

Per un immediato riferimento:
www.casaraphael.com

Contemporaneamente è sorto l'impulso farmaceutico antroposofico proprio per creare nuovi farmaci per la clinica ed i suoi pazienti, questo impulso ha portato alla creazione di case farmaceutiche come la Weleda e la WALA, che hanno sedi in numerosi paesi del mondo dove la medicina antroposofica si è diffusa.

La medicina antroposofica, come dicevamo nata negli ospedali non si vuole contrapporre, ma, vuole ampliare la fisiologia classica seguendo un preciso metodo di ricerca paragonabile a quello della scienza classica.

In termini concreti significa cercare di sviluppare delle facoltà in grado di ampliare la coscienza e renderla più sensibile per aree di ricerca, che non sono meno reali dei fenomeni indagati nelle università.

L'orientamento antroposofico con una precisa disciplina segue propri criteri.

Affina organi percettivi così come il cardiologo affina il suo udito o l'oncologo la palpazione o il radiologo la vista, in questo senso gli strumenti tecnologici e tecnici non sono che amplificatori delle nostre percezioni.

Divengono così conoscibili attraverso una specifica percezione i processi vitali entro l'organismo, realtà psichiche (noi diciamo animiche) legate alla corporeità e infine quegli elementi individuali che s'integrano con la realtà fisica, con quella vivente e animica così da formare un'unità precisa.

Come ogni ambito della scienza, la scienza dello spirito antroposofica segue una specifica disciplina in assenza della quale non si giunge a risultati ragionevoli.

Nessuno può aspettarsi che chi non abbia una formazione matematica sia in grado di affrontare la fisica quantistica.

Mi preme ancora sottolineare che l'esposizione parte dai risultati che Rudolf Steiner stesso aveva ottenuto applicando il suo metodo di ricerca scientifico-spirituale.

Tale metodo ha permesso di ampliare i confini delle scienze naturali grazie a conoscenze precise del mondo spirituale. Rudolf Steiner ha sviluppato un sistema di autoeducazione che mette in grado di raggiungere una simile conoscenza e che rappresenta un dovere per ogni medico che si incammini nella medicina antroposofica.

La medicina antroposofica si propone di valorizzare, oltre ai reperti sensibili, oggettivabili, misurabili, pesabili, esprimibili in numeri, relativi all'uomo malato o all'organo indebolito con i suoi valori biochimici alterati, di valorizzare quegli elementi che esprimono la situazione animica, biografica, caratteriologica d'ogni individualità, coinvolgendo l'ambiente sociale e culturale così da integrare tutti questi fattori nella decisione terapeutica.

Collegando questi ambiti d'esistenza e di realtà con le considerazioni diagnostiche e le relative osservazioni, siamo di fronte a costellazioni individuali, uniche, allora uno schema terapeutico è raramente d'aiuto. Occorre avvicinare la persona nel suo complesso.

D. Se ci sono diverse scuole o correnti di questa disciplina, opera seguendone una in particolare?

R. La medicina antroposofica opera con l'ambizione di essere un lievito che amplia tutta la medicina, in fondo il vero obiettivo è di scomparire una volta che la medicina recuperi il valore della soggettività, tutta la medicina diventa antroposofica. Nella medicina antroposofica non ci sono scuole differenti ma naturalmente nei paesi dove è più diffusa come Germania e Svizzera ci sono tante realtà di studio e di ricerca ma i principi fondanti restano gli stessi. Seguo da tanti anni le attività della Società Italiana di Medicina Antroposofica (SIMA) in cui mi riconosco totalmente. Ho insegnato per undici anni la medicina antroposofica ai medici in Giappone e ho avuto il privilegio di veder sorgere e crescere un gruppo di medici unito e meraviglioso.

D. Integra questa disciplina con altre?

R. *Fondamentalmente ho un legame con la medicina omeopatica che mi aiuta a sopperire alle carenze di farmaci dovute allo sviluppo in Italia di una regolamentazione legislativa molto rigida e restrittiva.*

Inoltre naturalmente collaboro con le varie figure professionali che sono presenti nella medicina antroposofica.

Sarebbe troppo restrittivo considerare la medicina antroposofica, soltanto come un orientamento terapeutico che si serve di rimedi naturali: *essa si pone il compito di comprendere in un tessuto conoscitivo più ampio queste esperienze, integrandole in un'immagine scientifica del rapporto tra uomo e natura, per tendere all'ideale di trovare per ogni condizione il relativo rimedio.*

Esso potrà essere un rimedio naturale, o convenzionale, o il colloquio o una delle meravigliose terapie artistiche antroposofiche (pittura e scultura antroposofiche o arte della parola)

o l'euritmia terapeutica un'arte del movimento capace di attivare le forze che stanno a fondamento delle leggi interiori del linguaggio e dei suoni musicali, importante per le malattie dell'apparato locomotore come la scoliosi, i disturbi della vista dell'udito e del linguaggio, fondamentale nel trattamento dei bambini detti handicappati che noi preferiamo chiamare bisognosi di cure dell'anima. Il massaggio ritmico una disciplina tipica e specifica dell'orientamento antroposofico.

D. Ritiene che la medicina naturale sia stata sottovalutata nel processo che ha portato allo sviluppo del corpus della medicina allopatica?

R. Spero che dalle riflessioni portate sulla medicina antroposofica e sulle ampiezze cognitive e pratiche del suo orizzonte di osservazione si possa cogliere quanto sia importante per la medicina cosiddetta allopatica poterla conoscere e apprezzare le soluzioni che offre.

Si pensi a quanto bene fanno per la salute psicofisica dei bambini le scuole Waldorf o Steineriane *come mostrano vari studi scientifici pubblicati su riviste scientifiche accreditate.*

D. Che cosa pensa della difficoltà che le tecniche alternative incontrano nell'essere presentate al grande pubblico?

R. Risponderò poi entrando negli argomenti specifici mi sembra però evidente che le medicine non convenzionali – *noi non amiamo il termine alternative, perché siamo per il dialogo e non per la contrapposizione –*

vengano profondamente trascurate da tutto il mondo della comunicazione che o non ne parla o dà uno spazio limitatissimo alle rare interviste concesse.

Ho smesso di concedere interviste quando ho visto che veniva riportata solo una parte di una mia frase.

D. Mi pare di vedere che la medicina allopatica sia a un punto critico. Da una parte, si è giunti a una iperspecializzazione che suddivide l'essere umano in apparati e organi a sé stanti; dall'altra, si ha una generalizzazione di protocolli che azzerano le differenze individuali di organismi unici e complessi quali sono gli esseri umani. Che cosa ne pensa?

R. La medicina Antroposofica non è una medicina ideologica se non nella stessa misura in cui anche la medicina usuale poggia su di una certa concezione del mondo; anche la cosiddetta medicina convenzionale o accademica ha una sua ideologia quando afferma in modo categorico di essere la depositaria dell'unico metodo di ricerca valido.

La scienza dello spirito e la medicina antroposofica non hanno mai messo in dubbio la correttezza di questo metodo, si tratta però di capire quali siano le prospettive scientifiche che consentano di procedere oltre la dimensione puramente naturale.

Alcuni dei grandi risultati della medicina sorgono dalle informazioni e dalle azioni che intercorrono tra il paziente e il medico.

Proprio la grande efficacia delle misure adottate e la tendenza a rendere tali misure sempre più semplici da applicare, porta a valorizzare una medicina sociale in cui la relazione medico paziente esprime in piccolo le aspettative e le esigenze della società di cui il paziente fa parte.

Questo approccio si rivela molto efficace nella prevenzione e nella cura delle malattie infettive e ambientali.

Lo dico senza alcun fanatismo e presunzione, nella passata stagione della pandemia, abbiamo sperimentato il profondo valore clinico di considerare a fondo il singolo paziente.

La medicina antroposofica, senza negare valore alla medicina convenzionale, propone una nuova direzione di ricerca verso la promozione della salute: la salutogenesi.

Essa si occupa di studiare e promuovere le fonti della salute fisica, psichica e spirituale.

Da un tale allargamento degli orizzonti conoscitivi risulta, per dirlo con altre parole, una concezione olistica dell'essere umano che giustifica l'ideale di una medicina integrata che sta dietro ogni serio approccio non convenzionale e che basterebbe, forse, a ridare al rapporto medico-paziente quello spessore spirituale che oggi viene ritenuto manchevole dai pazienti ma sempre più anche dai medici.

D. Secondo lei, si può riscontrare un pregiudizio a doppio senso che impedisce alle due parti di collaborare apertamente e costruire una nuova metodologia che reintroduce la natura, oltre alla chimica? Che torna a guardare indietro alle origini e non soltanto in avanti all'ingegneria e alla bionica? Quali osservazioni vuole condividere in merito?

R. Credo di aver risposto nella domanda precedente: sono convinto che sia indispensabile un profondo dialogo tra medicina convenzionale e non convenzionale.

Dovremmo fare autocritica anche nel nostro ambito non convenzionale certi fanatismi e assolutismi e certe rigidità, la litigiosità tra varie scuole di medicina complementare non hanno certo favorito il dialogo e finiscono per lasciar soli i pazienti che hanno bisogno che tra terapeuti di varie scuole e orientamenti ci sia collaborazione.

D. Quale messaggio vuole lasciare a chi legge? Che cosa vorrebbe portare come punto di vista e di svolta a conclusione di questa intervista?

Inoltre:
D. C'è un'immagine che secondo lei può essere considerata rappresentativa della medicina antroposofica in particolare?

R. Unirei le due domande in una riflessione unitaria.

Proprio la perturbazione del ritmo è sempre la prima causa fondamentale della malattia.

Prima che la malattia diventi danno dei tessuti, diventi modifica della struttura o modifica dei processi del metabolismo o altri sintomi, **si manifesta nell'ambito del processo ritmico.**

Permettetemi di far notare la profondità della visione antroposofica e di come consente di poter cogliere la malattia: prima ancora che esista alcun processo organico, prima di ogni possibile tossicologia anche la più raffinata, esiste nella sfera ritmica tra sonno e sogno, un'alterazione.

Il sacerdote durante il sonno nel tempio individuava questa alterazione tra sonno e sogno ed è da questa raffinata diagnosi che ha avuto origine la medicina.

È giusto, come è avvenuto in tali tempi, che il medico si separi dal sacerdote ma non si dimentichi che il compito è comune: **lavorare per l'Armonia** (medico) **ovvero per il Bene** (sacerdote).

La prima origine della malattia si ha dove l'anima incontra il processo vivente, questo avviene in infiniti modi, ma nel sonno e nella veglia abbiamo questo grande processo ritmico dello staccarsi e del ricongiungersi della coscienza.

Nel sonno l'Io e l'Astrale, liberatisi dal loro legame con la corporeità fisico-eterica, si effondono nel loro mondo spirituale originario, la patria dell'anima, per raccogliervi nuove forze e lasciano il fisico-eterico finalmente libero di operare per ricostruire rigenerare le forze vitali dell'organismo, in modo che il nostro strumento corporeo possa essere nuovamente utilizzabile come totalità.

Si parla giustamente di sonno ristoratore. Interessante osservare che il quoziente cardio respiratorio (rapporto tra numero dei battiti e numero dei respiri) sempre squilibrato nella malattia **ritorni equilibrato durante il sonno.**

Il ritornare in sé stessi al mattino va preso nel senso letterale della rinnovata presa di possesso dell'involucro corporeo. Visto nella sua totalità il ritmo di sonno e veglia è paragonabile ad una respirazione su un piano più elevato.

Perciò possiamo dormire profondamente o superficialmente così come accade anche per il respiro. Questa concezione non contraddice le modificazioni osservate nel sonno, nella corteccia cerebrale dalla neurofisiologia, modifiche che da sole non possono spiegare l'essenza del sonno.

Solo un ampliamento della conoscenza e in particolare l'inserimento dell'animico-spirituale risolvono l'importante problema antropologico del sonno in una considerazione totale.

La forte attività distruttrice nello stato di veglia, che ha per conseguenza la drastica necessità della ricaduta nell'incoscienza del sonno è la premessa per lo sviluppo della coscienza.

Ovunque dove sorge una vita animica, le forze costruttive del ricambio devono essere respinte.

Per questo nel cervello anche la capacità di riproduzione delle cellule nervose è praticamente abolita e con ciò sono bloccate le basi di ogni crescita.

Durante la vita di veglia, con la ripresa dell'attività cerebrale si hanno continui processi di demolizione e di perdita di forma: il risultato è costituito dalla stanchezza serale e dal bisogno di dormire.

Paghiamo l'attitudine alla vita cosciente animica e all'attività spirituale con una perdita quotidiana di vita organica, quindi con una naturale disposizione ad un vero processo di malattia di cui ci rendiamo coscienti già nell'affaticamento, nella stanchezza.

Ciò fornisce l'importante conoscenza che **la malattia** non ci colpisce più o meno casualmente dall'esterno **ma appartiene alla nostra condizione di uomini.**

La malattia è il prezzo che paghiamo per la vita della coscienza, esserne consapevoli è fondamentale per la medicina e per la nostra ricerca della felicità.

Per informazioni sulla società di medicina antroposofica italiana si consulti il sito: www.medicinaantroposofica.it

Sulle scuole Waldorf o Steineriane l'invito è ad approfondire attraverso i seguenti studi:
Atopy in children of families with an anthroposophic lifestyle. Lancet 353,1485-1488 (1999).

An anthroposophic lifestyle and intestinal microflora in infancy. Pedriat.Allergy Immunol 13,402-411 (2002).

Molto importante il grande studio scientifico the European Parsifal study (Prevention of Allergy Risk factors for Sensitisation in children related to farming and Anthroposophic Lifestyle) prosegue le ricerche dello studio svedese del Lancet citato che mostrava una riduzione delle malattie allergiche nei bambini delle scuole Waldorf (o steineriane leggi biodinamica).

Una parte di questo studio includeva una ricerca su 6630 bambini (4606 delle scuole Waldorf e 2024 di altre scuole) in cinque paesi europei.

Questo studio ha mostrato una significativa riduzione delle malattie allergiche (rinocongiuntivite allergica, asma, eczema atopico) nei bambini delle scuole steineriane.

Un'altra parte dello studio Parsifal pubblicato su Allergy, la rivista ufficiale dell'Accademia europea di allergie e immunologia clinica (EAACI), Bacterial and fungal components in house dust of farm children, Rudolf Steiner school children and reference children – the PARSIFAL Study (Componenti batteriche e fungine nella polvere domestica dei bambini delle fattorie, dei bambini delle scuole Rudolf Steiner e dei bambini di riferimento).

Crescere in una fattoria con uno stile di vita antroposofico (leggi biodinamica) sono associati a una minore prevalenza di malattie allergiche nell'infanzia.

Allergic disease and sensitization in Steiner school children. J. Allergy Clin Immunol 117,59-66 (2006).

Per l'agricoltura biodinamica si può trovare una buona introduzione nel libro Biodinamica.

Stregoneria o agroecologia? Slow food editore
Segnalo il capitolo su biodinamica e salute di cui sono autore.

CONCLUSIONI

Per concludere quanto esposto finora, vorrei riassumere alcuni concetti che mi pare si possano evincere venendo a conoscenza dell'origine e degli elementi di base delle diverse medicine trattate e ancora di più, dalle conversazioni fatte con i vari professionisti che mi hanno dedicato parte del loro tempo per permettere la diffusione delle informazioni tratte dalla loro esperienza quotidiana, nello svolgimento della loro professione.

La centralità del paziente e della sua unicità appare evidente sia dal punto di vista filosofico, sia dal punto di vista pratico e procedurale.

Un altro aspetto interessante è quello dell'importanza della prevenzione intesa, però, come un'attiva partecipazione della persona al mantenimento della propria salute. L'alimentazione è tenuta in grande considerazione nel permettere a ognuno di contribuire fattivamente all'equilibrio della fisiologia del corpo.

Anche l'attività fisica è importante come pure la cura della salute mentale ed emotiva dell'individuo, dedicando attenzione anche agli aspetti meno fisici e più energetici e spirituali che compongono ogni essere umano, che ne avverta personalmente la presenza o meno.

Il farmaco è ritenuto uno strumento il più possibile transitorio, da introdurre per rimediare a uno stato di forte squilibrio, ma anche da eliminare – potendo – una volta ritrovato lo stato di bilanciamento che andrà poi mantenuto tale, grazie a un adeguato stile di vita.

Il paziente, attentamente ascoltato e indagato nel suo modo di manifestare la malattia, viene reso partecipe della possibile soluzione e del mantenimento della ritrovata salute, senza delegare ai farmaci il compito di rintuzzare le alterazioni continuamente alimentate dalla passività che, nelle modalità della medicina occidentale, generalmente si attribuisce al malato e che gli si lascia solitamente coltivare.

Ancora una volta, questo è il mio pensiero e il mio modo di rielaborare le informazioni raccolte per scrivere questo testo.

Ognuno si senta libero di trarre le proprie conclusioni personali.

Quello che mi auguro soprattutto, lo ribadisco, è che questi pochi cenni di base e gli scambi riportati nelle interviste, facciano nascere la curiosità di andare ad approfondire ulteriormente le numerose e diverse possibilità che sono a disposizione di tutti, anche se molti ancora non lo sanno o peggio, pensano non esistano. Un cordiale saluto a tutti coloro che sono arrivati fino a qui e buona continuazione.

RINGRAZIAMENTI

Desidero ringraziare tutti i professionisti che si sono messi a disposizione di un'autrice a loro sconosciuta, per far conoscere gli aspetti salienti dell'arte che li appassiona – l'arte medica – e di ciò che, per quanto ho potuto comprendere, li ha guidati nel corso della loro carriera:

il credere nell'esistenza di un approccio olistico e di prevenzione della malattia, che coinvolge attivamente il paziente nel suo stesso percorso di guarigione.

In ordine alfabetico:
dottor Fabio Basalisco
dottor Gabriele Bovina
dottoressa Tullia Carnemolla
dottor Sergio Maria Francardo
dottor Nello Sebastiano Lisciani
dottor Vittorio Marchesi
dottor Lucio Sotte

La loro disponibilità a farsi intervistare mi ha permesso di dare un corpo e un volto quotidiano e attuale a discipline poco conosciute e spesso male interpretate, quando non mistificate, per riportarle alla loro essenza:

esse rappresentano modalità di affrontare i problemi di salute che si basano sul concetto di paziente come essere unico e irripetibile e della necessità di farlo tornare – e poi rimanere – in armonia con la sua stessa natura.

Desidero ringraziare l'editore Giovanni Cona, per avermi dato carta bianca su come impostare e strutturare questo libro e avermi lasciato tutto il tempo necessario a completarlo come desideravo.

Desidero inoltre ringraziare Nadia Folegati per il suo attivo sostegno e supporto.

INFORMAZIONI SULL'AUTORE

Come ho già detto nel testo, ho una formazione scientifica e sono laureata in Scienze Biologiche a indirizzo sanitario.

Il mondo della medicina che da alternativa, nel tempo, sono arrivata a considerare complementare mi ha sempre appassionata.

La scrittura è sempre stata molto importante per me: mi ha permesso molte volte di esprimere i pensieri e contemporaneamente di razionalizzarli, di dar loro un corpo, un senso, una struttura ordinata.

L'editore Giovanni Cona mi ha proposto di unire queste due passioni e di scrivere questo libro che – voglio nuovamente sottolinearlo –

ha lo scopo di dare informazioni di base, nella speranza di far scattare la scintilla della curiosità e portare i lettori a un approfondimento personale di ciò che più li avrà interessati.

GRAZIE

Caro lettore,

Ti ringraziamo per aver acquistato questo libro.

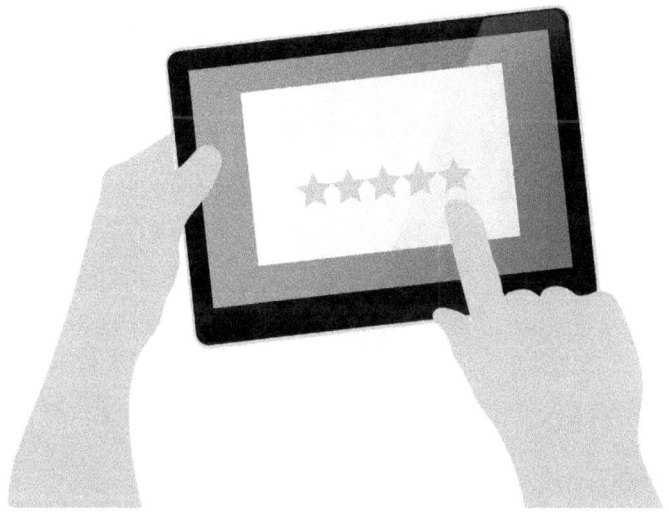

Tutto quello che ti chiediamo è di **inserire una recensione di questo libro**, *sperando che tu ti sia trovato bene.*

Le recensioni aiutano a far conoscere i nostri libri.

Teniamoci in contatto!

https://www.facebook.com/Conaeditore

conaeditore@gmail.com

CONSIGLIATO

https://www.amazon.it/dp/B09GZ7C459

"Felicità in questo modo;

7 passi fondamentali per essere felici "

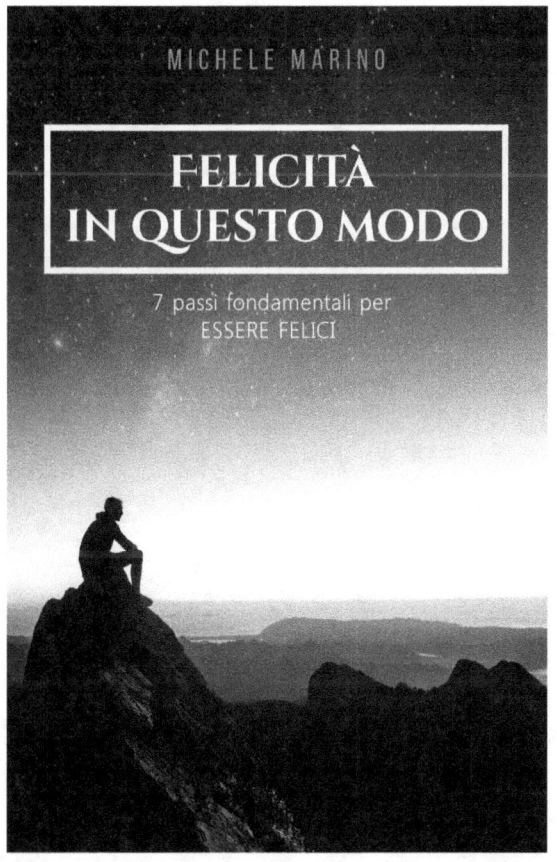

https://www.amazon.it/dp/B09GZ7C459

Annotazioni